鬱《うつ》病のための
食事と栄養療法

川喜田 昭雄
Akio Kawakita

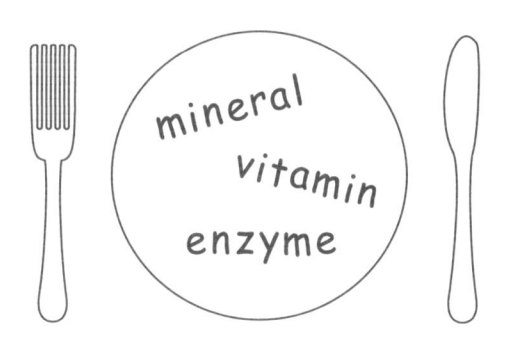

東洋出版

まえがき

あなたの考えること、感じること、話すこと、あなたが起こす行動、すべてはあなたが体に入れるもの、すなわち食べるもの（食事）によって創り出されます（あなたの周りに、お酒を飲むと人が変わったように、陽気になったり、泣き上戸になったり、急に怒り出したりする人はいませんか）。

病気も同じです。

今という時代は、こうした「人間の生理的な大原則」が忘れられ、難しい理論のみが先行する、頭でっかちな社会になってしまいました。

今こそ、『健全な精神は健全な肉体に宿る』という言葉を思い出さなくてはなりません。

ホリスティック栄養学は、こうした心と体の健康を追求します。

『心の病』は、今、非常に憂慮される事態になってきています。精神疾患は、西洋医学ではなかなか解決されない病《やまい》なのです。

欧米諸国では、肉体の病理面だけに注目する西洋医学への反省から、永年、精神病の、食事やサプリメントによる治療の研究が行われ、その成果が多く発表されています。

これは栄養学の分野が、大いに関係するところの問題なのです。

『心の病』によって自ら命を絶つ人が毎日一〇〇人を超え、またそのような病の人によって命を奪われる人も大勢います。

大変残念ですが、その傾向がますます強くなっているというのに、対策はほとんどとられていません。精神科病院も満員の状態で、患者の十分なケアも難しい状態です。

ちょうど三〇年前、私がアメリカでサプリメントのメーカーの仕事を始めた当時、同じような製品が日本では『健康食品』という名前で販売され始めていました。ほとんどの人がなんとなく〝インチキ〟な物というイメージをもっていたことでしょう。

現在では、『サプリメント』という名称も定着し、社会的にかなり認められるようになってきましたが、しかしまだ本当の製品や利用法を知らない人が多いようです。

このサプリメントが、欧米では『心の病』の治療において、食事療法とともに重要視されています。

『心の病』が医薬治療ではなかなか治らない現状では、サプリメントによる治療は誰にでもでき、試す価値は十分にあると信じています。

この本は、難しい医学的な言葉や学術的な専門性をできるだけ排除し、健康に関心のある人なら誰にでも分かるように書いたつもりです。
心の健康を通じて、多くの人が安心して楽しく暮らせるようになることを願っています。

二〇〇九年一〇月

米国栄養学博士・米国公認栄養コンサルタント　川喜田昭雄

鬱病のための食事と栄養療法◇目次

Ⅴ 栄養療法の将来 139

鬱病のための食事と栄養療法

Ⅰ　鬱病は早く認めて早く治療を

急増する自殺者

今日も全国で一〇〇人が自ら命を絶っています。

鬱病であることを、認めたくない、また人にも知られたくない。こうした心理が働き、治療が遅れ、一人で悩み続けて、発作的に死を選んでしまうのです。

つい先日まで大臣を務めていた人が突然死し、金融関係の会社のトップとして働いていた人がマンションから飛び降りる。そして、今朝もテレビ画面に、人身事故のために電車が遅れているというテロップが流れていました。

睡眠薬や精神安定剤を飲んでいる人、アルコールを飲まなければいられない人、特に、アルコールを一人でも飲むという人が、あなたの周りにいたら要注意です。アルコール中毒は精神病の一つです。もしそのような人がいたら、心療内科か精神病医に診てもらうように勧めることです。そのまま治療しないで放っておけば、自分自身を自殺に追い込むか、統合失調症（精神分裂症の新しい病名）にまで、その症状が進むことになるでしょう。

自分自身で、回復の方法が見つけられないからこそ、発作的に死を選ぶのです。

インフルエンザより怖い鬱病

新型インフルエンザの世界的流行に備え、ワクチンとマスクが増産されました。ワクチンの世界的な不足が懸念されています。死者の数も増加傾向にあります。

しかし、我々が更なる関心を向けなくてはならないことがあります。

鬱病をはじめとする精神病の増加です。

精神病は、ウイルスも病原菌も関係なく、心と体に苦痛を与え、患者やその家族を悲劇に陥れます。

精神病に効くワクチンはありません。これといった薬もありません。そのような状況下で、自殺者はどんどん増えています。最近では、介護殺人も社会問題となっています。

あなたとあなたの両親は大丈夫ですか？　あなたはどうしてこれらの悲劇を防ぎますか？

予防の準備はできていますか？

無差別殺人、理由なき殺人、殺してその肢体を切り刻んでトイレに捨てる。勿論、正常な精神状態の人ができることではありません。

事件が起こってから、犯人の責任能力の問題を云々しても遅いのです。犯人の中には、精神科病院から退院して間もないとか、心療内科に通っていた人も多いと聞いています。

二〇〇五年に厚生労働省が行った患者調査によると、鬱病と躁鬱病を含む精神障害の患者総数は推計で九二万人でした。そして二〇〇九年七月には、その数が一〇〇万人を突破したと報道されました（一〇〇人に一人が統合失調症とされています）。

この増加率に注目しなくてはいけません。

予防策や治療法はないのか

医者にかかっていない隠れ患者は、発表された数の数倍、または数十倍になっていると推定されています。なんと一〇〇〇万人以上、すなわち一〇人に一人、またある報告によると四人に一人が鬱病を経験しているとも言われています。

本人も気づいていない、さらには認めたくない。本人は勿論、家族も人に知られたくない。病院の何科に行ってよいか分からない。診断結果が怖くて医師にかからない。こうした人が多いために、統計調査を行っても数字に反映されないのです。

今年は自殺者の数が三万五千人を超えるだろうと言われています。ほぼ毎日一〇〇人が自殺している計算になります。これにまた彼らによって殺されている人の数を加えてみてください。

しかしそれらに対する策はほとんどとられていません。せいぜい電車のホームに、安全、あるいは自殺防止用の柵がいくらか取りつけてあるだけです。

心の病

今、日本では、子どもから老人まで、どのような年齢層においても、鬱病をはじめとする精神病、アルツハイマー病、認知症になる人がどんどん増えています。インフルエンザ対策も勿論、大切ですが、これらの精神病への対策こそ急がねばなりません。

連日のように、理由なき無差別殺人や親族間の殺人、放火、自殺などが報道されています。殺伐とした社会になったものです。

多くの若者が、自らの置かれた現実から逃避するために、あるいは社会への不満からか、麻薬や覚醒剤に手を染めています。

彼らが正常な精神状態でないことは誰にも分かることです。

彼らにつける薬はないのでしょうか?

このような現象は国の将来にも重大な影響を及ぼします。将来への夢をなくし、現実の生活に追われる毎日に心身ともにくたびれているのかもしれません。

若者が夢と希望と楽しみをもてるような政策と指導を、政府に期待しても無駄なのでしょうか。

精神病患者の収容施設を見てきてください

あなたは精神病患者を収容している病棟を見学したことがありますか? 窓にはすべて鉄格子が嵌められ、全く自由がなく、大小便を垂れ流し、手や足をベッドに縛られている患者もいます。まさに地獄を見るようで正視できません。

あなたの人生の最後がそのような悲惨なものにならないように、現代社会に大手を振って忍び込んできている、これらの心の病気について、あなたはもっと関心をもたなければならないのです。

精神科の医師は一生懸命になって治療に努めています。しかし、ほとんどの患者が、残念ながら回復できずに、死を迎えています。

精神病の入口

精神病には非常に多くの診断病名がありますが、皆さんがそれらを覚えてもそれほど役に立たないでしょうから、世間一般に言われている範囲の病名だけについて、ここでは触れます。

鬱　病

精神病の原因を大別すると、内因性、すなわち個人の素質に基づく要因と、外因性のストレスやトラウーマなどの要因が挙げられます。

鬱病と呼ばれる精神病は、大人では過労によるストレスから発病すると言われています。昨今の景気の後退による社会不安、経済的困窮は、個人の生活に多大な影響を与えていますが、それらも間違いなく要因の一つに挙げられます。

しかし、内因性の要因として、我々が見過ごしているのが食事、すなわち栄養が関与するものです。

今、我々が食べている食事は、五〇年前とは大きく違ってきています。子どもや若者に多く見られる登校拒否や引きこもりなども鬱病の一つです。

鬱病になると、一般的に精神的な症状と身体的な症状が現れ、精神的な症状としては、気持ちの落ち込み、意欲や興味の喪失、仕事の能率の低下、不安・とりこし苦労などが挙げられます。

身体的な症状は、頭痛、肩こり、疲労・倦怠感、睡眠障害、食欲不振や便秘などの自律神経系症状が中心になります。

最も危険な鬱病の精神的症状は自殺願望です。自殺を寸前で思いとどまった人、未遂で助けられた人もかなりの数になっていると推定されます。

適応障害

これはストレスが誘因になって発病するものです。重症になると、日常生活に支障が出るほどの精神障害で、情緒の不安定、不安症、頭痛や目まいなどの症状が出ます。

皇太子妃がこの精神障害のため、大勢の人が関心をもつようになりました。六年目の現在も公務に就いておられません。

パニック障害

突然不安に襲われ、目まい、手や足のしびれなどの発作が起きます。人の多い場所や電車の中での発作を一度経験すると、それを避けようとして、自然に体が動くとともに、発作への恐怖心が募り、人前に出ることに脅えを感じるようになって、室内に閉じこもるようになります。そして、衝動的に自殺を図るケースもあります。

多重人格

解離性同一性障害とも言われ、イギリスの作家スティーヴンソンの『ジキル博士とハイド氏』がこのテーマを扱った小説として有名です。同一人で二つの人格をもち、記憶や知覚が連続して統一されていない状態で、特に幼少期の親からの虐待や性的虐待などで発症する場合が多いと言われます。

統合失調症（精神分裂症）

妄想、幻覚、異常な興奮状態、意欲の低下などの症状が見られ、陽性と陰性に分離されています。陽性の場合には、支離滅裂な発言、被害妄想的な幻覚や幻視などの知覚障害、陰性の場合には、感情障害や意欲の低下（気力や欲望の低下）が見られます。

躁病

気分が異常に高揚し、眠らず、話しだしたら止まらず、浪費癖があり、楽観的で、また態度が大きくなるといった特徴があります。鬱病と違って軽く考えられているようですが、躁状態による活動過多から疲労して死に至ることもありますので、周囲の注意が必要です。

躁鬱病

この病気は非常に情緒が安定しない精神病の一つです。躁鬱病の典型的な人は、非現実的な情熱があったかと思えば、悲しみにくれ、極度の鬱状態になったりします。鬱状態になると、自尊心、希望を失い、無気力になり、社会生活から逃れ、他の人との接触も避け、仕事もできない状態になります。躁鬱病の状態は突然前触れなしに起こります。理由もなくすぐに悪くなるように見えます。患者によっては、このような状態がしばしば起こる人もいますが、数年を経て起きる人もいます。こうした状態でないときは、全く正常な人のように見えます。躁鬱病の患者は、就寝のパターンが始終変わり、社会から逃れ、非常に悲観的で、情熱をもって始めたこともやり遂げることができず、慢性的な神経過敏症で、急に怒り出したり、抑制がきかないという特徴をもちます。

あなたはあなたが食べるものである

あなたの考えること、行動、すべてはあなたが食べるものによって創り出されます。一番分かりやすい例は、食べ物ではありませんが、飲酒です。自分では意識しないのに気分が大きくなったり、怒りっぽくなったり、暴力的になったり、酒はその人を変えてしまいます。

また、兄弟であっても、食べ物の趣向が違えば、性格も同じとは限らず、考え方も違います。これは食べるもの、飲むもの、体に入れるものによって変わってくるのであって、遺伝子によるものではありません。ガンなど、ほとんどすべての病気も食べ物によって決まってきます。

精神病、犯罪、そして食べ物との関係

食べ物と精神病の関係の研究は、欧米では非常に盛んに行われ、その研究論文が多く発表されています。ところが、残念ながら日本ではあまり聞いたことがありません。栄養学の分野ではないのでしょうか？　なぜか日本ではこの食事と心の関係の大原則が忘れられ、医学的なこと、心理的なことのみが議論されています。

再び申し上げます。

〝あなたはあなたが食べるものである〟

考え方も、病気もすべてあなたが口から、目から、鼻から、そして耳から体内に入れるものが基本になっているのです。

詳細は後述しますが、アメリカでは刑務所において栄養に関する教育が行われています。

特定の栄養素の不足

いくつかの精神病において、その患者にそれぞれ特定の栄養素が不足していることが判明しています。

鬱病には、食事と摂取するもの、運動、活動、あなたの生化学的と精神的な状態が関係し

ます。そして、あなたがあなたの仕事、人間関係、家族など、あなたの人生のすべての部分に関してどのように感じているかにも関係しています。

自己分析をする

原因を調べる最初の重要なステップは、あなたの鬱病が短期的なものか、長期的なものか、そして軽いものか、重度のものかを知ることです。

慎重にいくつかの自己分析を行いなさい。あなたはどのくらい頻繁に鬱を感じていますか?

ほとんどの人は時々、なんらかのレベルの鬱を経験しているはずです。それは我々の〝いらいら〟する感情と、精神的な活動のバイオリズムの一部であり、また季節に対する感受性も関係します。

あなたが今、鬱を感じているのであれば、どのくらいそれは続くでしょうか?

それは仕事や人間関係など、外的なストレスに結びついているのですか?

鬱病が、あなたの個人的な暗い影のようにいつもあなたにつきまとっているのですか?

あなたが常に鬱の状態であるなら、それはしつこいストレスがあるか、生化学的なアンバランスが認められるということを暗示しているのです。

鬱病は老化の一過程ではありません。これはしばしばビタミンB類などの不足、間違った食べ物の選択や食べ方など、悪い食習慣に起因する栄養の問題に結びついています。鬱病には軽いものから重度のものまで、急性のものから長期的なものまで、いろいろな程度があります。

軽い鬱病は、しばしば症状が出たり消えたりします。しかし、一ヵ月から二ヵ月以上続く場合には、医師はしばしば慢性の状態と診断します。

もしあなたの鬱状態が三ヵ月以上続いているなら、それは慢性の状態です。間違いなく心理療法者か栄養療法者、または栄養に精通した医師の相談を受けるべきです。

抗鬱薬は、もう一つの解決法ですが、確かに多くの患者の助けになっています。

鬱病は、心理的に大きな問題を抱え、不安や怒りから強いストレスを感じることで発症します。しかし、そこには生化学的、代謝的、そして食品アレルギーを含む栄養のアンバランスも密接に関わっているのです。

同じく鬱病はガンの発生率とも関連しています。それは、鬱病が体の免疫機能に影響するからです。

食事、犯罪、そして青少年の非行

犯罪と麻薬は密接に関わっており、それによる暴力行為の発生は世界中で増え続けています。

なぜ犯罪はなくならないのでしょう?

ここで、私は犯罪者の食事、あるいは栄養の問題を考えざるを得ません。

犯罪者が再び犯罪を犯せないように社会から隔離することも大切でしょう。また、犯罪者を社会復帰させるために、犯罪行為の原因を理解する努力も必要でしょう。

しかし、もっと重要なことがあります。

犯罪者や犯罪者の社会復帰を考えるとき、ほとんど完全に見過ごされていますが、栄養の問題を考えることは大変重要です。

彼らのほとんどは栄養失調なのです。

地球環境は確実に汚染が進んでいます。それに伴い、我々の食べ物や栄養摂取の状態も基本的に変わってきています。日々、年をとっているのに気づかないのと同様、我々はそれに気づいていません。

しかし、その影響は多大です。

犯罪であれ、善行であれ、すべての考えと起こす行動は、脳と神経システムによって行われるのです。そして、その脳と神経は栄養によって正常に働くのです。

犯罪者に罰を与えるか？　それとも栄養を与えるか

犯罪者すべてが、精神病と診断されているわけでも、治療を受けているわけでもありません。しかし、その多くが精神病にかかっていると思われます。

最も普通にある生化学物質のバランスの乱れ、ピロルリア尿症、神経伝達物質のバランスの乱れ、そしてホルモンのバランスの乱れは、いずれもその人を攻撃的にし、犯罪行為に走らせる要因ともなります。

最も期待できる治療法の一つに、トリプトファンの働きによってセレトニンの不足を改善する方法があります。セレトニンの不足は、鬱病と、ある場合には人を攻撃的にすることから犯罪行為に結びつきます。

セレトニンの再取り込みを邪魔する抗鬱薬（ＳＮＲＩと呼ばれます）が、人を攻撃的にすることが知られていますが、このことは、反社会的な行為に関係するこの神経伝達物質の重要さを示しています。

刑務所における実験

多くの生化学物質のバランスの乱れは栄養的に治療することができます。このことは、刑務所や病院の診断センターで利用されるべきです。教育は常に非常に重要です。刑務所で栄養について学ぶ制度は、犯罪者、そして警備の人の、栄養と犯罪の因果関係への関心を高め、食品チャートの活用による啓蒙は、無に等しかった関心を掘り起こすのに大いに役立っています。

さらに緊急に議論すべきは、重度の精神病や反社会的な行動の調査研究の必要性です。「ブリティッシュ・ジャーナル・オブ・サイキアトリー」に発表された、イングランドのアイルスバーグの刑務所で行われた実験について話しましょう。

受刑者には、ビタミン、ミネラル、必須脂肪酸を含むマルチ栄養素か、プラセーボ（偽薬）のどちらかが与えられました。すると、その結果、わずか二週間後に、受刑者の攻撃的な行動が三五％減少したそうです。刑務所の食事は、最も若い犯罪者が食べるものほどよいもので、これは最善の栄養が暴力や非行を減らすのにいかに必要であるかを示しています。

因みに実験が終わったとき、そしてサプリメントがストップされたとき、刑務所内での犯罪が四〇％増えたそうです。

犯罪の陰にあるもの

ＳＣＡＳＯ（South Cumbria Alternative Sentencing Options）として知られている、試験的なプロジェクトでは、若い受刑者に、刑罰の一部として、〝栄養による社会復帰〟が求められます。

彼らは、一連のビタミンとミネラルのレベル、毒性ミネラル、血糖のバランスのテストを受けるとともに、彼らの食事の評価も行われます。

最も共通する問題は、グルコースへの過敏性と亜鉛の不足でした。

フィンランドでは、マッティ・バークネン博士が、六九人の犯罪常習者のグルコースのバランスを調査しました。すべての人が低血糖症によく反応したそうです。後の研究で、グルコースの耐性のテストの間、インシュリンの活動度が高いことが確認されています。

人に知られたくない

現在、鬱病について考える際に最も問題視されているのは、鬱症状を抱えている患者の大半が、自分が鬱病であることを認めたがらず、鬱病であることが恥ずかしいことだと考える傾向にあるということです。

さらに、患者の周囲の人たちも、薄々〝何かおかしいな〟と思っても、それが精神病の一つの鬱病だとは考えたくない。それで治療が遅れるという現実もあります。早期の治療なら、八〇から九〇％は効果的な治療が受けられます。しかし、治療を受けないままにしている人の約一五％の人は自殺を図ると言われてます。

自分で何かおかしいなと感じたとき、普通の内科に行く人が多く、最初から精神科や心療内科に行く人は少ないのです。

次のような、医学部で医師を目ざして勉強中の、ある学生の話を読んだことがあります。

「医学部生だった自分も精神科には抵抗があった。自分が病気だと気づかない鬱やパニック障害の患者が大勢いるようだ。『ちょっとおかしいんじゃない？　心療内科に行ってみたら』と医学部の友人に勧められて初めて〝病気かも知れない〟と気づいた。そして心療内科に通院し、出された診断結果は『不安神経症』。これから始まる薬との付き合いを考えると憂鬱だ。担当の医師は患者との対話が少なく、症状を一言二言聞いて診断し投薬するのが現状である」

精神病を自分も周りも認めたがらない

鬱病と躁鬱病を含む精神障害の患者総数は、一〇〇〇万人を超えるのではないかと前述しましたが、なぜ正確な数字がつかめないかというと、鬱病の症状があるのに鬱病だと認めたくなくて、医者にかかっていない人が大勢いるからなのです。

誰でも、自分が精神病にかかっているとは信じたくありません。そして、周囲の人がそれと気づかないことも多いのです。世間に、『精神病』イコール『狂人』というような解釈があったことも影響しているでしょう。

医者に行っても、最初はほとんどの場合、『自律神経失調症』という病名がつけられているようです。自分でもそれが何だか分からないのに「精神病」とは考えたくない。たとえ精神病と診断されても人には話さないでしょう。

ですから、現在の世の中には、厚生労働省が発表する数字以上の、しかもかなり多くの鬱病患者がいることは間違いないでしょう。

鬱病は基本的にはまじめな人がなりやすいと言われます。人にも言えず、一人で悩み続け、そうしているうちに症状が悪化してしまいます。

家族もまた精神病だと思いたくない。そこで、いろいろな医者に相談したりしますが、なかなか精神病だとは納得しないようです。

鬱病治療の重要な原則は、他のほとんどの病気と同じように、休養と正しい栄養の摂取です。医者は勿論、薬による治療を処方します。それとともに栄養療法を選択するのも一つの有効な手段です。

薬には精神安定剤、睡眠薬、抗鬱薬などがありますが、いずれも副作用を避けることはできません。ですからできるだけ早く治して、薬の使用を中止できるようにすることが肝要です。

どんどん増える精神病

不景気という理由だけから精神病が増えているとは限りません。また日本だけとも限りません。

二〇〇九年七月はじめの報道では、精神病患者総数の一〇〇人に一人が統合失調症（精神分裂症）と見られ、日本中で鬱病患者（医師にかかっている患者）が一〇〇万人を突破したと報じています。

また、別の報道では、予備校生の約三七％が鬱病にかかっていると報じていました。大変な問題です。

世界的に見ても、先進国のほとんどで鬱病患者が増えているようです。例えばイギリスでは四二％の人が鬱病にかかっていて、四七％が睡眠障害にかかり、七六％の人が慢性疲労だと言っています。

精神病は西洋医学ではなかなか治らない

精神病が薬ではなかなか治らないことは、皇太子妃の病状を見てもお分かりになるでしょう。皇太子妃が公務から離れて約六年になります。おそらく日本の精神病の権威が治療に当たっているのでしょうが、それでもなかなか治らないのが現実です。

西洋医学の専門家のほとんどは、栄養・食事療法を異端視して、目を向けたがりません。もしあなたの家族の誰かが同じ状態になったらどうでしょう。あなたの家庭は精神的にも経済的にも大変な窮地に追い込まれるでしょう。しかしそのような家庭がどんどん増えているのです。

あなたもインターネットで〝精神病〟を検索してみてください。抗鬱剤、抗不安剤（精神安定剤）、睡眠導入剤、抗精神病薬など……、数多くの治療薬が紹介されています。そして、それぞれに必ず副作用のことが書かれています。

食事、サプリメント療法が役立っている

残念なことに、日本では食事療法やサプリメント療法による精神病の治療法に触れる人はいません。しかし、欧米では食事療法、サプリメント療法を主とする自然療法が重視されています（その他の自然療法には、アロマセラピー、ハーブ療法、ヨガの瞑想、音楽療法、温浴療法、そして勿論、心理療法などがあります。これらには当然副作用もなく、苦痛も伴いません）。

また、ハーブのサプリメントとして、セントジョンズワート、クローム・ピコリネート、オメガ3脂肪酸などが、鬱病の症状の軽減に効果があるようだと大きく取り上げられています。

脳に必要な栄養は

繰り返します。あなたの考え、あなたが話す言葉、すべてはあなたが食べるものによって創り出されるのです。だからこそ、我々が健康について考えるとき、すべての基本である『食べるもの』から考えなければならないのです。

薬は体にとっては不自然な化学物質です。多かれ少なかれ副作用が生まれます。このことを今一度しっかり考えなければなりません。

薬の使用は危険な病気の場合を除き、自分を騙すもので、短期的に結果を得るために、長期的な健康を犠牲にするものです。

栄養の貧弱なものを食べていれば、脳も心も、そして体も貧弱なものになります。

脳は水分を除くとその六〇％は脂肪でできています。ですから、脂肪の摂取が必要です。

コレステロールも必要ですが、食事から良い脂肪を取ることが重要です。確かに動物性の脂肪、主として飽和脂肪酸はできるだけ避ける必要がありますが、それらは、オメガ3脂肪酸、オメガ6脂肪酸などの栄養素であるＥＰＡ（エイコサペンタエン酸）、ＤＨＡ（ドコサヘキサエン酸）、そしてＡＡ（アラキドン酸）などを作るために必要になります。

また、脳内の神経伝達物質であるセレトニンとノルアドレナリン、ドーパミンなどを作るための栄養素にも十分な量が必要とされます。

年をとるとアルツハイマー病をはじめ、いろいろな精神病が発症します。それは、これらの栄養素が不足するからです。年とった人や女性には、脂肪の摂取を嫌い、サッパリしたものばかり好む人が多くいますが、これらの人は脳のための重要な栄養素が不足しがちなので、精神病にかかりやすいのではと言われています。

あなたの脳が正常に働くためには、食べ物の栄養が不可欠です。化学物質（汚染物質、添加物）は、脳の機能と神経伝達物質に影響し、そしてそれが鬱や不安症、疲労や不眠症などの精神病に結びついていきます。

食べ物への反応、アレルギー、そして過敏症も、またエネルギー・レベルを低下させ、あなたの情緒、そして精神状態に影響を与えます。

脳の健康維持についてもっと学ぼう

脳の機能や構造についての解説や、脳の働きのための訓練などについての説明は、心理学者や医学関係者など、いろいろな人が本に書いています。しかし、栄養学的に話している人、そして栄養学的な解決方法を書いている日本人はほとんどいません。

アメリカやイギリスでは、脳の健康維持に関する研究が盛んに行われていますが、そこでは栄養の改善のための食事の取り方は勿論のこと、改善のための道具として必ずサプリメントが重要視されています。それはサプリメントのほうが量も質も確実だからです。

日本の場合の大きな問題点は、以下の三点です。

- 治療のためにサプリメントを使うことが正式に認められていない。
- サプリメントの研究と製造方法が非常に遅れている。
- アメリカと違って、安全性と効果の認定に政府が関与していない。

精神病多発の原因

栄養素の不足が脳の機能を弱くする

多くの研究で分かってきていることは、鬱病患者には必須脂肪酸、ビタミンB類、マグネシウム、亜鉛などの特定栄養素が不足しているということです。これら特定栄養素が不足すると、脳内の化学物質のバランスが崩れるのです。

では、どうすればいいのか。答えは簡単です。毎日、勧告摂取量に相当する栄養素を取ることです。しっかりしたメーカーから市販されているマルチビタミン・ミネラルを取れば十分です。特別な目的があって、サプリメントを症状に合わせて取らなくてはならない場合は、ニュートリショニスト（臨床栄養士）に相談することです。

食べ物が変わってきたことに気づかない人

あなたが食べているもの、住んでいる環境、職場の環境、そして家の中にあるものを考えてみましょう。その中から、自然のものをリストアップしてみてください。五〇年前とずいぶん変わっていることと思います。これは〝便利なもの〟〝美味しいもの〟を優先した結果です。その過程において、どれほどの栄養素が消失したことでしょう。

あなたが食べているもので、精製や加工がされていないものがどのくらいありますか？自然でないもの、すなわち精製されたもの、化学物質が添加されたり、化学物質から作られたもの、すべてをリスト化してみましょう。

約二五〇年ぐらい前に起こった産業革命以来、我々の食べるものは急速にダイナミックな変化を遂げてきています。

極端な例かもしれませんが、土ではなく、スポンジのようなものに蒔いた種を発芽させ、太陽光を浴びせることもなく、水に溶かされた一定の栄養しか含まれない化学肥料で生育させた野菜を大勢の人が清浄有機野菜として有難がって食べています。安くて、見た目がよく、一年中買える。そんな便利さに、目が曇ってしまったのです。

昔ながらの有機栽培の葉野菜と、このような人工の野菜を同時に買って、冷蔵庫に入れるか、または室温でも結構ですから、時間の経過による、それぞれの状態を比較してみてください。

温室育ちは人間も同じですが、すぐに悪くなります。一度試してみてください。冬の間中、霜や寒風にさらされて育った野菜類と、暖かい、風も吹かない温室で栽培されたものの違いを実感してください。

加工食品のほとんどは熱が加えられているか、食べるときに熱を加えるようになっています。加工されていないものは、肉でも魚でも、勿論、野菜類でも消化酵素（食物酵素）が生きたまま含まれています。当然消化が良く、含まれている栄養素のほとんどが体内に吸収されます。あなたが今、食べている食品のほとんどは、消化酵素がない、『死んだ食品』と我々が呼ぶものです。

あなたは、よく焼かれたステーキと生焼きのステーキ、そのどちらが消化が良いか知っていますか？　イヌイットはアザラシの肉を生で食べます。タルタルステーキや生の肉の刺身などは消化が良いのです。そして何より、含まれている栄養素が失われていないのです。人間が犯した最大の間違いは、食べ物に火を加えることだと言われています。

加工食品には多くの化学添加物が含まれています。あなたの周りで、多くの化学物質があなたの体に入り込む隙を窺っています。

食品以外にも、家具調度品、その他備品、そして洗剤から化粧品まで、多くの化学製品があります。これらが我々の体内に入って脳の化学物質に影響を与えています。

慢性の精神病患者の多くに見られる低血糖症は、植物性たんぱく質を多く含み、精製炭水化物の少ない食事を取ることを心がけ、ジャンクフードの食事を避けることによって、良い結果が出ます。

食品添加物や人工着色料、調味料、そして保存料の使用は、子どもの注意欠陥・多動性障害（ＡＤＨＤ）と、大人の〝脳〟アレルギーの原因になっていますが、より自然な食事に変えれば良い結果がすぐに出ます。

精神ビタミンと言われるビタミンＢ６をはじめ、Ｂ類やＣ、Ｅ、そしてミネラルのマグネシウムとマンガン、亜鉛なども確実に食事から取るようにしましょう。取る自信がなければ、サプリメントで確実に補充することです。

精製していない穀物や白米の代わりに、玄米を食べましょう。鮪《マグロ》、鰹《カツオ》、鯖《サバ》、鱈《タラ》、鰊《ニシン》、鮭《サケ》など、寒流の魚を食べることも忘れてはいけません。

食べ物を選ぶ

健康のためには、水素添加された食用油の使用を避け、低温圧縮により作られたオリーブ、種、ナッツなどの食用油を使いましょう。また、できるだけ天ぷらや豚かつ、コロッケなどの揚げ物を避けるとともに、あまり加工されていない食品を選び、果物や野菜類、魚や種《たね》類などの抗酸化物質を含むものを選んで食べるようにしましょう。そして、できるだけストレスを感じないように生活することは言うまでもありません。

『人間は食べるものによって創られる』という言葉を忘れないでください。脳細胞は、特に影響を受けやすいということも覚えておきましょう。

鬱病には、食事と摂取するもの、運動、活動、あなたの生化学的と精神的な状態、そしてあなたが、仕事、人間関係、そして家族など、あなたの人生のすべての部分に関してどのように感じているかが大いに関係します。

繰り返します。

鬱病には、軽いものからひどいものまで、急性のものから長期的なものまでいろいろな程度があります。医師はしばしば一ヵ月から二ヵ月以上続く場合に、慢性の状態と診断します。もしあなたの鬱状態が三ヵ月以上続いているなら、間違いなく慢性の状態で、心理学者か栄養療法者（もしあなたが自然な方法を望むなら、栄養に精通した医師）の相談を受ける必要があります。

繰り返し自己診断をしてみましょう。

あなたの鬱状態は、短期的なものですか、それとも長期的なものですか。

あなたの鬱状態は、軽いものですか、ひどいものですか。

あなたはどのくらい頻繁に鬱を感じますか？

ほとんどの人は時々なんらかのレベルの鬱を経験します。それは、我々の苛々《いらいら》する感情と精神的な活動のバイオリズムの一部であり、また季節に呼応する感受性でもあります。

あなたが今、鬱を感じるのであれば、それはどのくらい続くでしょうか？

それは仕事や人間関係など、外部のストレスに起因していますか？
鬱は、あなたの影のように、いつもあなたにつきまとっていますか？

精神病の治療

薬品療法

一九五二年、最初の抗精神病薬、レセルピンが、続いて一九五四年、クロプトマジン（トラジン）が精神病の治療薬として発表されました。これ以降、薬品による精神病の治療は世界中の精神科医の主な治療法になりました。

このタイプの抗精神病薬の完全な形は、一九六〇年代に発売されたフルフェナジン（プロリキシン）とハロペリドール（ハルドル）によって達成されました。

しかし、薬品療法は万能ではありません。例えば、精神安定剤のような薬は一時的な支えと考えるべきです。栄養療法により生化学的なアンバランスが改善されるまで使われるのがベストなのです。さらに、抗精神病薬が数ヵ月にわたって大量に続けられると、遅発性のジスキネジー（運動異常症）を引き起こすかもしれません。

マンガンを毎日五〇ミリグラム取ることも、アセチールコリンを作るディノールを毎日取るのと同じように、筋肉の収縮のためのホルモンの正常な働きを助けます。

栄養療法と自然療法

薬品療法の他にも多くの治療法、すなわち栄養療法、カウンセリング、心理的なサポートなどが鬱病治療に役立っています。

栄養プログラムは三段階あります。

まず第一は良い食事（化学物質やジャンクフードのない食事）。第二に微量栄養素のサポート（特にビタミンBのナイアシン、ピリドキシン、B12や葉酸、ビタミンC、亜鉛、そしてマンガンなど）。そして第三に神経伝達物質の生産をサポートする栄養素です。

この最後のグループの中で、コリンはアセチルコリンの生産を助けます。L-フェニルアラニンとL-トリプシンはドーパミンの合成を助け、そしてL-トリプトファンと5-HTPはセロトニンの生産を促進します。

これらすべての物質は神経の接続を良くしますが、フェニルアラニンは通常、高血圧の患者は避けるべきです。メチオニンと他のメチルが含まれるコリンを含む栄養素、トリメチルグリシン（TMG）、ディメチルグリシン（DMG）、そしてメチルサルフォニルメタン（MSM）は、鬱病と神経の活動に関係していますが、神経物質の一つのエピネフィリンは、これらの栄養素の助けなしには生産されません。

食品アレルギーとの関係

鬱病と食品アレルギーの間には密接な関わりがあります。鬱病患者をアレルギー源から遠ざけることは重要です。鬱病の回復の過程に起こる〝禁断症状〟の段階の間でも、食品の中毒と食品アレルギーによって、再度、悪化することがあります。

化学物質、砂糖、精製食品などを排除することで、情緒不安定を含む鬱病患者の多くが救われています。

定期的に適度な運動をし、カフェイン、たばこ、アルコールなどの刺激物の摂取を避けることも、鬱病の人の気分をよくするのに役立ちます。

甲状腺機能との関係

鬱病に関係する隠された問題は甲状腺機能低下症です。どの医師が診ても、典型的な甲状腺機能低下と、体と心の症状と体温を基にする潜在性の甲状腺機能低下症と呼ばれる両方が発見されているのです。

もしあなたが元気がなかったり、代謝がゆっくりでいつも寒いと感じていたり、髪の毛が抜けたり、便秘を経験したり、いくらかの鬱を経験しているなら、あなたは甲状腺の機能が低いかもしれません。

あなたにとって、甲状腺の量は問題ないかもしれません。しかし、もしかしたら、あなたは低い量の甲状腺のサポートの恩恵を受けているのかもしれません。そうだとしたら、それはストレスを感じている人や疲労している人が副腎のサポートによって気分がよくなっているのと同じ状態です。

既に述べたように、軽いものから中程度の鬱症状には、自然療法のコースを試すのが賢明でしょう。重度やしつこい鬱症状は、分子矯正心理療法者に診てもらうことを勧めます。

医学的な問題への、どのような統合されたアプローチであっても、三つの分野のケアが必要です。それは、ライフスタイル（行動）、自然薬（食事とサプリメント）、そして三つめがより急性であったり重い場合に必要な処方薬です。

鬱病の自己療法

鬱病のための自己療法

私がこの本で繰り返し述べているのは、「動機づけ」と「態度」です。なぜ健康的な食べ物を選び、なぜ定期的な運動プログラムを作ってそれを実行しなければならないのか。そして、それをどのようにして自分自身でコントロールするのか。このことが重要なのです。

そして、療法者に必要なことは、最高の治療へのアプローチ、すなわち患者を激励して自分を自身で世話することの重大さを説き、病気を生み出す生活習慣を捨て、健康を生み出すことができる生き方を教えることです。

分子矯正療法

崩れてしまった、脳の化学物質のバランスを回復するために、栄養素の必要量を取り入れる精神病の治療法が、分子矯正療法です。

分子矯正療法には、大量の栄養素が必要です。これには専門知識が必要となります。例えば亜鉛の摂取は、一日に一〇〇ミリグラムを超えると、他の栄養素とのバランスを崩します。栄養素についてはニュートリショニストに相談すべきでしょう。

鬱病と瞑想

瞑想は究極の治療法と言えるでしょう。摂生と瞑想の訓練は、どのような精神病の治療法にも大きな意味をもちます。自分自身の内面との対話は、心の健康を保つのに不可欠なことです。

瞑想により、より積極的な話し方や考え方、すなわち生き方を学びます。これにはいくらかの訓練が必要です。

まず、心を静め、穏やかな状態で座ります。このとき、今、自分が生かされていることに感謝することを忘れてはいけません。感謝は、生きていることの喜びを再び呼び戻すための、もう一つの鍵です。

自分は何をもっているのか、自分はどのような人間なのかを評価し、すべてに感謝することです。今、直面していることから逃げないで、果敢に挑戦することです。鬱を減らすための医学的アプローチとは何なのか、どのようなライフスタイルをもたなくてはならないのかを見極め、すべてに対し努力を惜しまないことです。

勿論、患者が一人で行うのは難しいことです。家族の誰かがカウンセラーとともにサポートしなくてはなりませんし、そうすることが治療に大変有効です。

自分に対するイメージと自分を愛する心は、治療をする上で、重要な動機づけとなります。それは、自分がどのように自身を扱うか、自分はどうありたいかを考えることです。患者が健康的な習慣を維持する努力を続けられるかどうかは、このことにかかっています。

繰り返しますが、自分自身を自分が見るセルフイメージは、鬱病の治療に大きな影響を及ぼします。自己を愛する心をもてるかどうかが鍵となります。自分自身を愛せない人は、自身の健康に心を砕かないでしょう。健康を回復することができると信じ、自分にプライドを感じられれば、憂鬱を取り払うことができるようになるでしょう。

鬱病の人が禁断症状を感じたり、人を見下したりすることはよくあることです。立ち上がり、上を向き、深呼吸をして人生を真剣に受け入れましょう。

運動と鬱病

運動も、鬱病を予防したり追い払ったりするのに有効な一つの方法です。いくつもの研究結果が示している通り、定期的で適度な運動は、体だけではなく、心の調子を整え、人生へのよりよい態度やムードを維持します。

運動によって血液と体から毒をきれいに取り除くことができます。運動は鬱病を軽くするための、一つの積極的な手段です。さらに運動は、脳の化学物質であるエンドルフィンの生産を増やすなど、脳に好影響をもたらします。

エアロビック運動を一回に三〇分から四五分、一週間に三回から五回、そして筋肉の調子を整え柔軟性を増すストレッチを含むウエイトトレーニングをするなど、バランスのとれた運動の組み合わせを実行するように努力しましょう。

ビジネスと日常生活の雑事が多くても、なんとか時間を調整しましょう。そうする価値は必ずあります。

鬱病の人にとって、そう簡単なことではないでしょうが、一度その形ができ上がると、二週間ぐらいでいくつかの鬱の症状が自然に軽減されます。

疲労感、時々起こる不安症と不眠症は、鬱の典型的な症状とされ、しばしば同時に発生します。こんなとき、あなたの生活に運動を取り込むこと、それがあなたが挑戦する一つの仕事になります。

散歩は、患者に最も役に立つ運動の一つです。ヨガや太極拳のクラスに通ったり、トレーニングDVDを観ながら自宅で実践するのもいいでしょう。もしあなたが疲れ過ぎていて運動ができないと思うなら、座ったままできる、簡単なヨガのポーズや深呼吸をするだけでも効果はあります。

自然の中でのハイキングもいいでしょう。新鮮な空気を深く吸い込んで歩けば、必ずあなたがもつ心と体のエネルギーに変化が現れます。

私を信じて、あなたの呼吸に合わせ、先ずは一日一五分の散歩をしてみませんか。さあ、リズムをとって腕を振ってみましょう。

食事と鬱病

食べ物とその人がもつ感情のレベル（ムード）にも密接な因果関係があります。

あなたが食べている物、そして食事の取り方、あなたの心の持ち方が、感情に影響することは明白です。

食べ物の栄養と化学物質（自然の食べ物と、合成の汚染物質と添加物）は、脳の機能と神経伝達物質のレベルに影響し、そしてこれが鬱や不安症、疲労、不眠症などに結びつきます。食べ物への反応、すなわちアレルギー、過敏症もまたエネルギーのレベル、感情のレベル（ムード）、精神能力に影響します。

食事が、我々の精神と肉体、そして感情の状態に影響していることははっきりしています。

- 砂糖と精製食品の摂取に注意しなさい。
- カフェインとアルコールの摂取を最少にしなさい。
- 正しいたんぱく質を取りなさい。
- 新鮮な有機野菜を多く食べなさい。
- 新鮮な果物と、いくつかのナッツ類や種《たね》類を食べなさい。
- 寒流の魚、鰯、鱈、鮭、鮪、鯖などを食べましょう。ＥＰＡとＤＨＡを補充できます。

サプリメントと鬱病

鬱病を軽くするのに役立ついろいろなビタミン、ミネラル、アミノ酸、そしてハーブがあります。その多くは脳の機能と、特にセロトニンのレベルを維持するために働きます。さらに、ホルモンのバランスを正常に保ち、特に甲状腺と副腎腺をサポートします。

ビタミンB類とミネラルから始めよう

最も重要なものはピリドキシン（B6）です。このビタミンは脳と神経伝達物質の様々な働きを助けます。普通の複合ビタミンBのフォーミュラを、五〇から一〇〇ミリグラム、毎日二回、食後に取ることによって得られます。

ビタミンB12は、葉酸とともに神経の構造と機能をサポートします。一方、パントテン酸とビタミンCは副腎腺の働きを助け、エネルギーを蓄えます。コリンとイノシトールは脳の働きを助けます。カルシウムとマグネシウムは、夜、取ると、あなたをリラックスさせ、安眠をもたらします。ヨードは甲状腺が正常に機能するのをサポートします。亜鉛とマンガンは、L-アミノ酸と同様、低下したエネルギーを正常に戻します。

月見草や亜麻の種のなどのオイルのフォーミュラは、プロスタグランジンE1（血管の拡張の働きをする）の生産を助長しますのでやはり役立ちます。

よいスタートを切るためには、良質のマルチビタミン・ミネラルの製品を取ることが肝要です。

アミノ酸によるサポートは、鬱を減らす鍵になるかもしれません。食事において、適量のたんぱく質は、必要なアミノ酸を得るために有効です。

さらに、フェニルアラニン、チロシン、トリプトファンなどを取ることも有効と思われます。

フェニルアラニンは、エンドルフィンのレベルを改善して痛みを減らすようです。チロシンはエネルギーを増し、そして正しい甲状腺の働きに必要とされます。五〇〇から一〇〇〇ミリグラムを朝と昼食の後に取るとよいでしょう。

トリプトファンは、直接セロトニンを作るので最も重要ですが、鬱にかかっているほとんどの人はこの物質が欠乏しているようです。トリプトファンは、日本では手に入れられないようですが、アメリカでは現在は医師の処方箋があれば薬局で手に入れることができます。

トリプトファンが豊富に含まれるのは、玄米、カッテージチーズ、肉類、ピーナッツや大豆です。トリプトファンの前駆体の5-HTPは、アメリカでは健康食品店でも手に入れられますので、個人輸入でアメリカのビタミンショップに注文すれば、あなたが使用する分はすぐに手に入れられます。最初は夜五〇から一〇〇ミリグラムから始め、睡眠を助けるなら、あと五〇から一〇〇ミリグラムを朝に増やします。これはまた繊維性筋肉痛にかかっている人にも役立ちます。

アミノ酸の購入と摂取については、専門家のアドバイスが必要です。勿論、摂取量も相談しなくてはいけません。

トリプトファンを多く含む食品
大豆粉（きな粉）、パルメザンチーズ、卵、ローストビーフ、ローストチキン

チロシンを多く含む食品
ドライスキムミルク、チェダーチーズ、卵、ピーナッツバター、ローストビーフ

鬱病を改善するハーブ

セントジョンズワートの活性成分としてのハイペリカムは、研究や臨床治療の両方で役立つことが分かっています。効果をみるには、一ヵ月から二ヵ月の間、ハイペリカム〇・三％の三〇〇ミリグラムのカプセルを、普通は毎日三回継続して取る必要があります。これも個人輸入できます。

鬱病のその他の症状を扱うのに使うハーブもあります。不眠症には、バレリアンとホップス、不安症にカバカバ、エネルギーのためにはジンセン、そしてストレスにはシベリアンジ

ンセンがあります。

他にも、ダミアナ、コーラナッツ、スカルキャップ、ラベンダー、バレリアン、バーバイン、ベルバイン、そしてローズメリーがあります。

月経前症候群や更年期の女性、また性的衝動に変化のある男性には、異なるハーブの組み合わせが効果的なようです。

いずれも日本のハーブショップで手に入れられます。これらは神経システムを強くするのに役立ち、ムードや態度の改善、そしてストレス緩和に役立ちます。

ホメオパシー療法や、針灸も役立つでしょう。マッサージとリラックス療法も同じように鬱病改善に役立つかもしれません。

産後の鬱病

女性が産後にかかる鬱病があります。出産後数ヵ月の間に起きるのが普通です。

これはホルモンの変化によって起きるようですが、多くの専門家は栄養の不足がその原因だと感じています。

特に、葉酸の不足は産後の女性に起きやすく、通常、B12と鉄も不足しています。鉄、亜鉛、B6、B12、マグネシウム、そしてたんぱく質の十分な摂取は、疲労、感情の揺れといった鬱のような状態を軽くするのに役立ちます。

産後の鬱病は、他の鬱病と同様、良いライフスタイルのサポートによっても助けられます。運動とマッサージは、体だけでなく心も快適にし、心理療法と瞑想も効果を出しています。さらに、正しい食事とサプリメントも役立ちます。リラックスするためのビタミンB類とマグネシウムの摂取は、ストレスと産後の鬱病を改善するのに重要なことです。

鬱病と遺伝の関係

近親者に精神病患者がいると思う確率が高くなります。病気そのものが遺伝するのではなく、病気になりやすい体質・性格が遺伝すると言えます。

いくつかの研究が、考えられるような間接的な遺伝と鬱病との結びつきを暗示しています。研究では、鬱病の運動効果とホルモンの生産を、八二人の健康な男性のボランティアについて調査しました。運動には自転車が使用されました。彼らのムードの計測に関しては、ベック・ディプレッション・インベントリ、不安症計測器、ストレス計測器、自己努力計測器が使用されました。そして、血液サンプルが、成長ホルモン、コルチゾール、そしてテストステロンを計るためにテストされました。

研究結果で注目されたのは、運動が血液中のホルモン量を著しく増加させたことでした。しかし、注目されるもう一つの事実は、鬱病に関するなんらかのテストの経験がある参加者は、〝成長ホルモンの反応は最終的にはなかった〟ということです。これは、ムードの安定のための働きと考えられます。

このことは、鬱病の傾向のある人と、成長ホルモンの生産が低いこととの関連性を暗示しています。


〈脳の脂肪のために良い食べ物〉

オメガ3脂肪酸	**オメガ6脂肪酸**
亜麻（亜麻の種）	とうもろこし
麻	紅花
かぼちゃ	ひまわり
ウォールナッツ	胡麻

EPAとDHA	ガンマリノレン酸（GLA）
鮭《サケ》	月見草
鯖《サバ》	ルリチシャの葉
鱈《タラ》	クロスグリの種
鰯《イワシ》	**アラキドン酸（AA）**
アンチョビ	肉
鮪《マグロ》	乳製品
海草	卵
卵	いか

〈健全なメンタルヘルスを維持するための栄養プログラム〉

栄養素	量	栄養素	量
水	2～3ℓ	カルシウム	800～1200mg
たんぱく質	50～75g	クローム	200mcg
繊維	20～30g	銅	1～5mg
ビタミンA	5000IU	ヨード	150mcg
ベータカロチン	20000IU	鉄	10～18mg

ビタミンD	400IU
ビタミンE	200～400IU
ビタミンK	300mcg
ビタミンB1	100～250mg
ビタミンB2	50～100mg
ナイアシン（B3）	100～1000mg
パントテン酸（B5）	250～1500mg
ビタミンB6	50～200mg
ビタミンB12	100～500mcg
葉酸	800～2000mcg
ビオチン	300～1000mcg
コリン	500～1500mg
イノシトール	500～1500mg
安息香酸	50～500mg
ビタミンC	2～50g
必須脂肪酸	4～6カプセル
マグネシウム	400～800mg
マンガン	10～25mg
モリブデン	500mcg
カリウム	500～2000mg
セレニウム	200～400mcg
亜鉛	60～100mg
塩酸	1～2錠
消化酵素	2～3錠（食後）
L-アミノ酸	500mg（食後1日3回）
DL-フェニルアラニン	500～1000mg
L-チロシン	500～1500mg
L-トリプトファン	500～1500mg
月見草オイル	6～8カプセル
ラクト・アシドフィラス	1～2億
バイオフラボノイド	250～500mg
または亜麻の実オイル	小さじ2～4杯

参考文献：Elson M. Hass, *Staying Healthy with Nutrition*, Celestial Arts, 1995
摂取量は、日本人用に修正してあります。日本では入手できないものも含まれていますが、個人輸入は可能です。

毎日、取るマルチビタミンやミネラルも、前ページの表の内容に近いものを選び、なおかつ不足がちなものは個別に選んで取るようにしてください。

Ⅱ　食事と栄養が効く

鬱病には十分な休養と栄養を

日本の栄養学と欧米の栄養学

我々の社会生活が複雑になればなるほど、人々のストレスはより大きなものになっていきます。二一世紀の我々の社会では、メンタルヘルスの問題がより大きくクローズアップされるでしょう。

産経新聞の平成二一年五月一七日の紙面によれば、成人の二割近くが自殺したいと思ったことがあり、二〇歳代や三〇歳代に至ってはほぼ四人に一人の割合で自殺を考えた経験があるということでした。

平成二一年九月一〇日と一一日の朝の番組で、ＮＨＫが『自殺防止キャンペーン』という報道をしていました。文化人と称する人や心理学者などが討論していましたが、私の予想通り、これといった結論、何をすべきかが分かりませんでした。

提案されたことは、安心して暮らせるようにする、話のできる環境を作るという二点でした。心理的なこと、理想的なことしか議論されず、食べ物、栄養に関する話は一切出てきませんでした。

このことからしても、日本の栄養学が実社会とかけ離れており、欧米の栄養学のように実生活で役に立つものになっていないということが分かります。

内閣府自殺対策支援センターはなにをするのか?

毎日約一〇〇人の心を病んだ人が自殺し、その数は六月(二〇〇九年)までで合計一万七〇七六人に達したと報告されています。それを受け、自殺対策支援センターは警察庁に自殺者の年代、職業など、細かいデータの速やかな開示を要請しています。

同センターは、「昨年六月に自殺総合対策大綱が閣議決定されたのを受け、様々な施策を進めているが、今回の調査結果を受け、施策の追加や充実を考えなければならない」と提言しています。しかし今までどのような施策が行われたのでしょうか。一度も見たことがありません。議論しているうちにも、毎日一〇〇人の人が自殺に追い込まれているのです。

一方、心の病をビジネスチャンスと捉える、たくましい企業もあります。七月一〇日付の産経新聞によれば、最近の需要の高まりから、メンタルヘルスサービスは各社が注目する成長分野になっており、ある保険会社が企業に次のような提供をするというのです。

それは、職場で精神的な不安を訴える従業員に上司が改善策を提案できるよう、カウンセラーがカルテの一部を入力することで情報を一元化するといったものでした。

余裕と楽しみのない社会

希望がない故の「貧困の連鎖」から抜け出すには、死しかないと考える若者が増えるのもやむを得ない社会になってしまったのでしょうか？　働いても働いても食べていけない。挙げ句の果てに精神を病んでいく。日本の社会は、明らかに崩壊し始めています。

自殺、殺人、麻薬、事故、幼児虐待、汚職など、日々のニュースは前世紀には考えられなかったような事例に溢れています。何だか、人々のメンタル面の異常が増えているようです。

鬱と不安症の危機は、現代生活ではどこにでもあり、一旦発症してしまえばそれは即、人生の危機となってしまいます。

精神病は行動の異常とともに、いろいろな精神的と感情的な症状を生み出し、それにはいろいろな複雑な問題が絡んでいます。ほとんどの場合、心理的に様々な難しい側面をもっていますので、それらの理解と治療には、統合された多次元のプログラムが必要になります。

精神病は、それが軽いものであれ重度のものであれ、それぞれいろいろな問題を含んでいて、多くの異なる要素が複雑に絡み合っています。

比較的軽い精神病の問題には、情緒不安定、月経前症候群、不安症や妄想症、脅迫観念的行動、脅迫現象、鬱症状、そして神経症などが含まれます。

これらの問題のいくつかは、若い人の学習不能症や登校拒否、成人の記憶力欠如や出勤拒否に結びつきます。

軽い精神病の多くは、重度の心理的な機能不全以外の要素によって引き起こされる傾向があります。脳の過敏症や食べ物や化学物質に対するアレルギーも原因になるかもしれません。例えば子どものＡＤＨＤ（注意欠陥・多動性障害）は、通常あまり良い食事を取っていないことによる食べ物への過敏症です。

血糖値の異常も、不安症、苛々、混乱、情緒の揺れ、鬱、妄想症のような症状を生みます。

軽い精神病の人は、家族、団体、組織の中で日常生活を行い続けますが、重度の精神病の人は、周囲の働く能力に影響を与えます。情緒の不安定、不安症、妄想症、鬱、そして神経症などの精神病は、重度の無気力に繋がります。

統合失調症（精神分裂症）は、神秘的かつ重大な心理的な問題で、それには多くの特徴があります。原因ははっきりしていませんが、遺伝的要素があるようにも言われています。治療には栄養学が役立っていますが、医学的な治療法との併用が効果を出すようです。

アレルギーと精神病

アレルギーは、精神病の誘因になるかもしれません。加工された精製炭水化物食品と砂糖の過剰摂取による低血糖症と高血糖症もまた、精神的な問題症状を引き起こすようです。代謝とホルモンのバランスの乱れや、環境中の媒体や化学物質への過敏性など、その他多くの問題もあります。

さらに、甲状腺ホルモンの不足、女性のエストロゲンとプロゲステロンのバランスの乱れも多くの心理的な問題症状を生み出します。

我々が栄養療法の実証から得た結論ですが、多くの場合は、それらは純粋に心理的な問題というよりも、むしろ有機的（肉体的）な問題であると考えられます。欲求を長い間、抑えていると意識下に緊張や無力感が生まれ、環境への不適合に悩む結果になります。

人前に出ると息が苦しくなるパニック障害、馬鹿げた考えだと分かっていても抑えることができない自分に自らが苦しむ脅迫性障害など、様々な神経症に悩む患者がいると思いますが、それらに共通していることは、そうした症状が自分の気持ちから出ているということを認識できることです。この点で他の精神病と区別することができます。

食品アレルギーに対処するには、ビタミンやミネラルの不足を是正し、砂糖、カフェイン、アルコールなどの刺激物を排除した食生活に移行し、血糖値を安定させなくてはなりません。

栄養療法が精神病の症状をもつ人に効果があるのは、大量のビタミン摂取によるものではなく、栄養が患者やその家族に大きな良い結果を与えられることによります。

アレルギーと中毒の問題は、メンタルヘルスのために明らかにしなくてはならない重要な要素ですが、問題のいくつかは、原因となる食品が特定されるまで分かりません。

問題の食品を食事から取り除くとともに、良い抗アレルギーの栄養プログラムを作ることが重要であり、ビタミンA、E、C、B3、B5、B6などは、症状の多くを減らすのに役立ちます。

影響を及ぼすことのある、ごく一般的な食品には、〝脳アレルギー〟と呼ばれるものが関係していますが、小麦、とうもろこし、ミルク、食品化学添加物、砂糖、アルコール、そして多くの環境中の化学物質のアレルゲンが含まれます。

これは、文字通りに脳にアレルギーがあることを意味しているのではありません。これらの食品を食べた後の、免疫、消化、そして神経システムの反応に関係しています。ですから、一週間から三週間、これらの食品から遠ざかることで、脳の過剰な反応と多くの精神病の症状を緩和することができるでしょう。

勿論、すべての精神病が栄養的と生化学的に引き起こされるのではありませんが、精神病の患者とその家族は、できるだけ早く生化学的な栄養の勉強をすべきであると考えます。

低血糖症の問題

血糖のバランスは重要です。脳が正常に働くためには血中のグルコースが必要ですので、低血糖症や糖尿病が、精神的なバランスの乱れのサインや症状を出すのは決して驚くことではありません。

日本では高血糖については大勢の人が知っていて、食事についても糖尿病食があるくらい注意されていますが、精神病に結びつく低血糖症にはあまり関心が持たれていません。しかし、最近は子どもや若い人にその症状が多く見られるようになってきています。

痛み、疲れ過ぎ、不安症、悲しみ、恐怖などのいかなる肉体的や精神的なストレスも、副腎にアドレナリンを放出させる原因になり、ストレスを処理するのに必要なエネルギーを供給するための血液中のグルコースを増やします。

常にストレスがかかっている状態では、副腎はアドレナリンを供給し続けなければなりませんので、最終的には副腎自体が消耗します。そのときストレスに攻撃されると、副腎はもう十分なアドレナリンが作れず、その結果、低血糖症になります。

脳細胞はエネルギー源であるグルコースを貯蔵できませんので、エネルギーを生み出すためには常にグルコースが供給される必要があります。グルコースが不足した状態では、脳の活動効率が悪くなり、完全かつ大切な仕事の指揮ができなくなります。結果、肉体と精神の活動を混乱させます。

低血糖症の患者の肉体的と感情的な乱れの障害は、その障害のひどさや影響を受けている個人によっていろいろと異なります。

低血糖症によってよく起きる精神的な症状には、疲労感、怒りっぽい、神経質、鬱、泣き続ける、目まい、失神、不眠、頭の混乱、忘れっぽい、集中力の欠如、心配、恐怖と不安、感受性の喪失、感情の破壊的な爆発や頭痛などが含まれます。

低血糖症のはっきりした特徴は低血圧と低体温です。低血糖症の人はしばしば手足が冷たいと言われ、冷汗を多く経験します。ですから子どもたちの体温にも注意が必要です。

低血糖症になる一番の原因は、砂糖の取り過ぎでしょう。甘い菓子やパン、ケーキなどを控えるとともに、料理への砂糖の使用も控えめにすべきでしょう。

日本料理、特に煮物や炒めものには多くの砂糖が使われますが、欧米の料理には砂糖はほとんど使われません。しかし、デザート類は別です。ですから、外国に行ったときにはデザートには注意が必要です。

最近は特にスイーツと呼ばれ、ケーキ類や甘いものが人気を得ていますが、それを見ただけでも、将来、もっと精神病が多くなることが予想されます。パンを買いに行っても、甘くないパンを探すのは一苦労です。

心理的に問題を抱えている人への食事療法は、精製砂糖と精製粉製品などを欲しくさせる物質を取り除き、栄養のある食べ物を増やすことによって、食事全体の改善をすべきです。ときには、普通よりも低炭水化物の食事が精神病の患者に役立ちますが、彼らは多分グルテンを含む穀物（小麦、ライ麦、カラス麦、そして大麦）に敏感で、高炭水化物食品への反応が脳の代謝に影響を与えるかもしれないからです。

精製食品、化学物質や食品添加物を少なくするようにしましょう。

良い栄養は最良の肉体的、精神的、感情的なエネルギーに結びつきやすいのですが、栄養は、ただ健康に良い食べ物を食べるという以上の意味があります。栄養を与えるということは、愛を育てたり、感情を支えたり、肉体的なサポートを与えるということです。

別れと孤独は、他の精神的、感情的な症状を生み出す、言わば栄養の不足のようなものです。愛のこもった食事は、単に我々に食べ物を与えるだけでなく、ハートと魂も同じように与えてくれます。

栄養療法は、精神的な障害の治療に役立つだけでなく、普通は薬品療法よりもはるかに安全です。勿論、原因や問題を明らかにすることが、大量のビタミンを使うことよりも重要なことは言うまでもありません。しかし有機的な原因が明らかでないときには、最良のレベルか、分子矯正栄養学の観点からの栄養の補充が役立つでしょう。

頭が良くなる食べ物

子どもに〝勉強しろ〟という前に、あなたが頭が良くなる食べ物について学ぶべきでしょう。いくら塾に通わせても、ジャンクフードや甘いものばかりを食べさせていては、子どもの成績は常にあなたの期待を裏切り続けるでしょう。

あなたがどのように考えたり感じるかは、直接あなたが食べるものに影響されます。不思議に感じるかもしれませんが、正しい食べ物を食べることは、あなたのIQを上昇させ、あなたの情緒と感情を安定させ、あなたの記憶機能を強固にし、あなたの心を若く保ちます。

〈あなたの脳を活性化し、あなたの心の健康を保つ五つの重要な食べ物〉

●グルコースのバランスをとる―あなたの脳の燃料です。

●重要な脂肪――常にあなたの脳を円滑に働かせます。
●燐脂質――これらの記憶分子は脳に元気を与えます。
●アミノ酸――脳のメッセンジャーです。
●知性の栄養素――あなたの心の調子を整えるビタミンとミネラルが含まれます。

これらを食事で取ることが難しければ、サプリメントについて勉強し、それによって補うことも一つの方法ですし、また一番確実な方法かもしれません。

頭を良くするための一〇ヵ条

●食べ物をできるだけ丸ごと食べること
未精製の穀物、豆類、ナッツ類、種《たね》類、新鮮な果物と野菜を食べ、精製されたもの、白いもの、過剰に料理されたものを避けるようにしましょう。
●一日に三人分ぐらいの果物と野菜を食べること
生または軽く料理した濃い緑の葉野菜、ニンジン、さつまいもなどの根野菜、ブロッコリ、ほうれん草、ピーマンなど、りんご、梨、苺、メロン、柑橘類などの新鮮な果物、適量のバナナ、時々少量の乾燥果物を食べるようにしましょう。果物ジュースは薄めたものを飲みましょう。

●玄米、粟、ライ麦、カラス麦、丸ごとの小麦、とうもろこしなどを多く食べること

●どのような形であれ、砂糖と砂糖を加えた食べ物を食べないこと

●たんぱく食品は炭水化物食品と混ぜて、シリアルや果物はナッツや種類《たね》と一緒に、でんぷん質食品（ポテト、パン、パスタや米など）は魚、豆類、豆腐と一緒に食べること

●寒流の魚（鰊《ニシン》、鯖《サバ》、鮪《マグロ》、鮭《サケ》など）を一週間に二、三度、食べること

これらはオメガ3脂肪酸（ＥＰＡやＤＨＡ）のよい供給源となります。もし動物性たんぱく質を食べるなら、赤身の肉か魚、できるだけ有機のものを食べましょう。

●卵は、できれば放し飼いの鶏の有機でオメガ3脂肪酸の多いものを食べること

●種類《たね》とナッツ類を食べること

最高に良い種は亜麻、麻、カボチャ、ひまわり、そして胡麻です。

●低温圧縮による種のオイルを使うこと

亜麻のオイルや麻のオイルを含むものを混ぜたオイルを選び、水素添加され、高温圧縮されたオイルの使用は避けましょう。サラダには、精製されていないエキストラ・

バージン・オリーブ・オイルを使いましょう。

●油で揚げた食べ物、加工食品をできるだけ避けること肉を焼いたオイルや乳製品を少なくしましょう。

認識力や集中力が減退する食事

子どもの頭を良くするためだけでなく、あなた自身のためにも、認識力や集中力の減退を予防する食べ物やハーブ、サプリメントなどについて勉強することをお勧めします。セレトニンやメラトニン、そしてアドレナリンやノルアドレナリンなどのバランスについても知っていると、脳の活性化に役立つでしょう。

あなたは朝食をちゃんと食べますか?

特に子どもに朝食を食べさせることが強く勧められています。しかし、本当にそれが正しいのでしょうか。あなたは動物の食事パターンの原則をご存じですか? 動物はほとんどが一日二食です。

人間は、通常、夕食を食べてからほぼ一〇時間以上何も食べません。すなわちその間、断食をするのです（因みに英語では朝食を〝断食〟を〝破る〟と書きます〈Breakfast〉）。朝目を覚まして、体内の器官がまだ寝ているうちに、口から濃縮された炭水化物、たんぱく質、脂肪、乳製品を入れたらどうなるでしょう。消化器官は驚き、消化酵素もそれぞれの栄養素を分解するために混乱するでしょう。その結果、それらを消化するために大量のエネルギーを使います。

偉い先生方は言います。

「脳のエネルギーであるグルコース（糖）を送り、頭がよく働くように、朝ご飯をしっかり食べなさい」と。

しかし消化器官によって大量にエネルギーが使われたために、体は疲れてしまっています。そのために、学校や会社に着く頃に眠気がやってきます。あなたにそのような経験がないなら、朝ご飯は食べなさい。

しかし、次のことを忘れないでください。

消化器官内で酵素が混乱しないように、できるだけ炭水化物とたんぱく質、脂肪を一緒に取らないようにしなさい。そして、できれば消化酵素のいらない新鮮な果物ジュースだけにしなさい。試験や試合の前には食事を取らないようにしなさい。試合の前に疲れてしまったら、その時点で負けが決まってしまいます。

ベーコン、ハム、卵料理、ミルク、パン、シリアル……。アメリカン・ブレックファストほど消化器官に負担をかける朝食はないでしょう。コンチネンタル・ブレックファストと呼ばれるヨーロッパの朝食は、果物ジュースとパンが一つぐらいです。

あなたの脳の認識力と集中力が健全に働けるように注意しましょう。

登校拒否をする児童と生徒

登校拒否をする子どもが多くなっているようです。友達と離れ、家に引きこもり、家族ともあまり話をしたがらなくなります。これは鬱病の一つで、精神病へと繋がるものです。このような生徒のために、学校では特別なクラスを設けて学習にあたらせているようです。

登校拒否の理由には、学校でのいじめがその主な原因のように言われますが、その他に授業が理解できない、学業の遅れ、運動会での劣等感なども、子どもの精神状態に大きく影響しているようです。しかし意外に多いのが給食の問題です。

学校給食の問題点

給食が原因で不登校児になってしまった子どもの実例を紹介しましょう。

ある日、私は、小学校二年生の男の子をもつ親から相談を受けました。その子が学校に行きたくない理由の一つが学校給食にあったのです。その子の担任の先生は、嫌いなものを残すと、自分の前で全部食べさせるのだそうです。

それはおそらく子どもにとってアレルギーの原因であるアレルゲンとなるもので、無理に食べさせられる苦痛からか、食べれば必ず腹痛と下痢を起こしたようです。しかし、彼はトイレにも行けなかったのです。男の子にとっては、学校のトイレでしゃがむことは非常に恥ずかしさを感じることなのです（女の先生にはその気持ちは理解できないでしょう）。ミルクも全部残さずに飲まされるそうです。このことが、親にも言えず、大きなストレスになっていたようです。

母親が担任の先生に相談に行ったところ、食べさせたくない食べ物を医師に書いてもらってくるように言われたということです。

給食を残すと先生に叱られる、飲めない乳製品が給食に出る。そのことがこの子には非常なストレスになっていたのです。体も痩せて、病気しがちになっているようです。

今どき信じられないような話ですが、現在、特別学級に、母親が作るお弁当とお茶を持参してなんとか出席しているそうですが、同じような子どもがかなりいるようです。

教師は勿論、栄養士も古い知識しか持ち合わせず、マニュアル通りの対処しかできていないのでしょう。人にはそれぞれ生理的な個性もあり、すべて子どもを同じ形にはめることはできないのです。

『同じ靴をすべての子どもの足にはめることはできません』

〝好き嫌いが多い〟と、一方的に解釈して無理に食べさせようとする大人が多いようですが、生理的な問題もよく考えてから結論を出さないと、子どもにとっては大きなストレスの原因となり、ひいては鬱病の原因となるのです。

次の実例を紹介しましょう。

大学で栄養学を学び、博士号を取得した大阪の女性（彼女は博士課程を卒業してからもいろいろと勉強し、栄養学に非常に精通した人です）の息子さんの話です。

自分の息子が登校拒否をしたので調べたら給食の牛乳に問題があったのだそうです。豆乳に変えるように学校に申し入れたようですが、拒否されたそうです。そこで彼女はＰＴＡの会合で親たちに説明し、自らＰＴＡの会長になって豆乳に変更させることに成功したそうです。そして大勢の親から喜ばれたということです。

本人から「子どもたちの健康を考えて当然のことをしただけ」と聞いたときには、大阪の女性の強さと行動力に敬服した次第です。

これらの子どもたちも、周囲の人が早く気づいて、まず食事に注意すれば回復は早いでしょう。バランスのとれた栄養を取れれば理想的ですが、それは神話に等しいもので、食べられない物も当然あるでしょうから、子ども用のマルチビタミン・ミネラルを取らせて、少量でも、多くの栄養素がバランスよく確実に取れる方法を選ぶか、または臨床栄養士（ニュートリショニスト）に相談して、その子のために独自のサプリメントプログラムを作ってもらうのも一つの解決法です。

日本の栄養関係者の多くが、金科玉条のように〝バランスのとれた栄養の食事を〟という言葉を使いますが、毎日三回の食事ですべての栄養素がバランスよく含まれているかどうかをどのようにして知るのでしょうか？

私は栄養素が多く含まれている食べ物だけを覚えておき、その週のうちに十分取れなかった栄養素を含む物を意識的に取ります。例えば広島の友人が新鮮な牡蠣を送ってくれた日には、生でかなりの量を食べますが、当然亜鉛が多く摂取され、その反動で体内の銅が排泄されてしまいます。バランスを意識して考えるべきですが、あまりこだわっていては気が滅入ってしまいます。私は毎日シニア用のマルチビタミン・ミネラルを取っていますからあまりこだわりません。

出勤できない社員

まじめな人ほど鬱病にかかりやすい

五月病という言葉をご存じでしょう。新しく社会人になった人が、比較的多くかかる「適応障害」で、鬱病の一つです。新しい仕事、新しい人との接触、何か失敗するのではないかという強迫観念、人前や人込みに恐怖を抱いて外に出られないなど、いつも恐怖がつきまとって、職場が怖くなり、通勤のために朝、電車に乗っても途中で引き返してしまう。そんな人が意外に多くいるようです。

これはまじめで几帳面な性格の人に多いようですが、ストレスが主な原因で、職場での人間関係、仕事のプレッシャー、そして職場環境などが影響しています。

次第に情緒が不安定になり、不安、頭痛、目まいなどの症状から次第に鬱状態へと移っていき、パニック障害と言われる精神病になる場合が多く見られます。

今、職場での鬱病が蔓延しています。

景気悪化による派遣社員や非正規社員の首切り、大規模なリストラ、職場の配置転換、人員削減による一人当たりの仕事量の増大による過労、給料のカット、解雇……。多くの人が生活やローンの支払いなどに追われ悩んでいます。

自殺した人の友人がよく話している「彼は非常にまじめで、仕事が良くできる人だった」という言葉をあなたはどのように聞きますか？

我が校と一〇年来の取引のある一流企業の営業担当者が最近見えなくなったので尋ねたところ、リストラによって人員が削減された上、所属する部の約三割の人が休みを取り続けていて、しかもトップの部長までもが鬱病にかかって休職中だということです。人員が減ったにもかかわらず、売上げ目標が上がったことを悩み続けていたということです。

経済状態が回復しない現在、ますますこのような人が増え続けるでしょう。あなたの周りの人は大丈夫ですか。

飲み会に顔を出して愚痴を言っているうちは大丈夫でしょうが、最近そのような付き合いもしなくなった人はいませんか？　ある日突然〝彼は自殺した〟というようなことにならないように気をつけてあげましょう。

夢中になれることを探す

鬱病は周囲が早く気づいて、まずストレスを取り除いてあげるように努力することが肝心です。

娘さんのことを心配した母親から受けた相談についてお話ししましょう。

学校を卒業して良い会社に就職し、本人も喜んで仕事をしていたのに、ある日突然、娘さんが「会社を辞めた」と言って引きこもるようになったということでした。私は、先ず情緒の不安定を正すために、不足していると思われる栄養素をサプリメントで補充させ、次に今まで一番楽しかったこと、趣味や何かやりたいことについて話すようにさせました。

最初は興味を示さないようでしたが、次第に料理を手伝うようになったので、一週間の毎日のメニューを母娘二人で考えさせるようにしました。二人は新聞や雑誌に掲載されている料理の記事を切り抜いて、自分たちのクックブックを作りました。本人も次第に興味を持ち始め、材料の買い出しから手伝うようになり、徐々に人前に出られるようになりました。

次に何か運動に興味を持たせようと思い、弟が夢中になっているサッカーを親子三人で見に行くようにさせ、できるだけ応援団の真ん中に場所を取らせて観戦させるようにしました。最初は静かに見ていたようですが、だんだん弟と同じように立ち上がって体を動かし声を出して応援するようになりました。こうして自然に大勢の人に溶け込んでいったのです。今では弟と二人でサッカー観戦に出かけ、帰宅した直後から、そして翌日は新聞を見ながらゲームの解説をするようになりました。

最終的には、リバウンドの防止と、健康な体を維持するために、私どもの学校で栄養学の勉強を始め、七年経った現在、博士課程を修了して博士論文を書いています。そして自分の経験を活かして、独立して栄養カンセラーの仕事をすることを目指しています。

ストレス

ストレスはあなたの体から栄養を奪い、免疫力を弱めます。特に頭、すなわち脳から大切な栄養が奪われるとどうなるでしょうか?

ストレスと健忘症

ストレスは、我々の記憶機能に大きな影響を与えます。軽いストレスは記憶機能と注意力を刺激しますが、長期的なストレスは非常に有害です。ストレスによっても発散される副腎皮質ホルモンであるコルチゾールは、分泌量が多過ぎると脳に害を与えます。

またもう一つのストレスホルモンであるＤＨＥＡのレベルが高ければ高いほど、記憶はより良くなっていることが発見されています。ＤＨＥＡはサプリメントとして購入できます。

ストレスはまた急速にセレトニン（神経伝達物質の一つ）のレベルを下げます。セロトニンが不足すると、感情にブレーキがかかりにくくなるため、依存症に陥ったり、鬱病になりやすいといった指摘もあります。運動はストレス反応を緩和し、セレトニンの不足を改善します。

セレトニンの不足は男性よりも女性により影響します。ということは男性よりも女性のほうが健忘症が多いと言えるかもしれません。

男性は女性より倍も速くセレトニンを生産し、長期間の憂鬱を経験しないで、セレトニンの材料となる十分なトリプトファンを供給します。

脳のストレス

心の病を治す方法の一つに、見るもの、聞くもの、読むものについては良質の物を選ぶことが挙げられます。良い話を聞き、美しい物を見て、良い話を聞いたり読んだりし、良い音楽を聴く。自分の楽しみを積極的に大きくすることによって、否定的なものを自分に近づけないようにすることです。

我々の心は自分が経験したトラウーマにいつまでも影響されやすいものです。私は戦争中、空襲によって焼死した死体の片づけと運搬を手伝ったことがありますが、その様子は六五年経った今でも頭の中から消し去ることができません。

朝から新聞の殺人事件や人の不幸な事件を読んで、頭に否定的なことを詰め込んでいる人がいますが、それでは一日が快適な日にはなりません。学校に行っても職場に行っても、そのような話を得意になって話す人がいます。そのような人には近づかないことです。

問題箱を作る

何か問題が起きたら、悩まずに、紙に書いて〝問題箱〟に入れて忘れてください。毎週決まった日にそれを開けて中身を見てみると、既に解決していたり、またつまらないことだったと分かるかもしれません。ストレスを脳に溜め続けないことです。

これも実際にあった話ですが、私の中学（旧制）の同期生の一人が医科大学を卒業して公立の病院で精神科の医師として働き始めて一〇年ぐらい経った頃、ある日、夜中に急に起き出して台所の包丁を振り回し、家族が警察を呼んで精神科病院に連れていったそうです。しばらく入院していましたが、現在は再び診療に当たっているそうです。

毎日精神病の患者を診ているうちに、自分がその病気になってしまったのです。

脳のための食べ物を選ぶ

脳の健康のためには、水素添加され高温で圧縮されて作られた食用油の使用を避け、低温圧縮により作られたオリーブ、種、ナッツなどの食用油を使いましょう。またできるだけ天ぷら、豚かつ、コロッケなどの揚げ物を避け、油の再使用は止めることです。さらにあまり加工されていない食品を選び、果物、野菜類、魚、種《たね》類などの抗酸化物質を含むものを選んで食べるようにしましょう。

Ⅲ サプリメントがあなたを変える

脳の機能の若さを保つ

脳は体の中で最も忙しく、最も代謝的に活動している器官の一つです。その重さは体の総重量の二％もありませんが、脳は体のすべての血液の流れの一五％に関係し、利用する酸素の二五％、そしてグルコース（糖分）の消費量の少なくとも七〇％に関係しています。ですから酸素とグルコースの供給は非常に重要です。

他の器官と違って、一〇〇億とも言われる神経細胞のネットワークによって構成されている脳は、エネルギーを蓄えることはできません。脳は栄養素の供給を常に血液の流れに依存しています。ですから血液の循環に十分注意をし、梗塞などが起きないようにしましょう。

体の他の器官はエネルギー源として脂肪とたんぱく質を利用することができますが、脳は基本的にはグルコースに依存しなければなりません。

正しい栄養素がなければ、神経細胞によって使われるたんぱく質は作れませんので、その不足は記憶などの知能の働きに悪い影響を与えます。

最後に、損傷しても治すことができる体の他の組織と違って、脳細胞は自分自身を再生することができません。このことが脳を特に病気になりやすくさせています。

重要なことなので繰り返しますが、脳の活動は血液によって運ばれる栄養素によって支えられています。ですから脳には常にグルコース、酸素、そして他の必要な栄養素が供給され続けなければなりません。

脳の血管に関係する病気をした人に、その後五年、一〇年も経たないうちに認知症を伴う精神疾患の症状が出てくるのはこの理由からです。ですからそのような人は脳内の血液の流れに常に注意しなければなりません。

血液と脳のバリアー（障壁）

脳はその代謝活動のほとんどを主にグルコースに依存していますので、脳と血液の障壁を越えて血液から脳細胞にグルコースを汲み出すための特別な設備をもっています。脳の障壁は多くの潜在的に有害な物質を脳から排除する役割をもっており、血液中の毒素、ほとんどの大きな分子が脳の組織に入るのを防ぎます。

しかし、障壁は酸素、グルタミン、麻酔剤、アルコール、小さな分子、ある種の毒素などを簡単に越えさせます。勿論、この保護的なメカニズムは、感染症などの病気によって危険にさらされることがあります。

栄養の質は、直接その人の情緒、思考、記憶機能に影響を与えます。

認識力の減少

認識とは我々が考える、分別する、認識する、記憶する、そして理解する能力です。

年齢による知的な敏捷さの衰えは、現在臨床研究の主な焦点になってきていますが、だいたいにおいて、記憶、学習、集中力など脳の高度な働きは、中年で始まって、それ以降は次第に衰えます。そのような進行したり潜行する脳の高度な働きの減少は、自尊心を傷つけ、多くの年とった人にかなりの苦悩を与えます。

ビタミンB類と脳の病気

脳の健康のためにはバランスのとれたいろいろな栄養素が必要であることは言うまでもありませんが、体の他の器官や組織と違う特定の栄養素を多く必要とすることも覚えておきましょう。脂肪酸もその一つですが、ビタミンに関してはB類が脳にとっては重要なビタミンになっています。〝精神ビタミン〟と呼ばれるBがあるくらいです。

ビタミンB類は水溶性で、体内に長く蓄えられませんので、常にそれを補充しなければなりません。

ビタミンB類には七つの種類が含まれていますが、主としてそのうちの四つが脳の機能のためには重要です。この四つが常に補充されていないと、あなたの脳は重い病気にかかるかもしれません。

まず重要なのは葉酸とビタミンB12です。この二つのビタミンが不足すると悪性貧血と呼ばれる病気になります。悪性貧血は十分な量を補充することで矯正できますが、それに伴う脊髄や脳の変化を治すのにはビタミンB12が必要になっています。悪性貧血は、酸素を運ぶ赤血球の数が減ることにより間接的に脳に影響を与えます。またこのビタミンがないと脊髄に傷害が発生し、手足の感覚を失わせ、筋肉を弱くするとともに、直接、脳に影響を及ぼします。過敏性、無感覚、眠気、情緒不安定、混乱などの鬱症状を生み出し、最終的には深刻な知的障害を引き起こします。

二番目はビタミンB1です。この栄養素の欠乏は、軽い場合には末梢神経を害し、激しい場合には脳に異常を来《きた》すことがあります。

三番目はビタミンB3（ナイアシン）です。これは脳機能に深く関係があります。このビタミンの不足が原因で、多くの人が精神科病院に入院する結果になっています。ビタミンB3は正常な脳の機能に必要なアミノ酸のトリプトファンと深く関係し、このアミノ酸は脳の神経伝達物質のセレトニンの生産に関係しています。

四番目はビタミンB6、ピリドキシンとも呼ばれるものですが、脳の代謝に深く関係しています。

これら四つのビタミンB類は健康な脳機能に最も重要なビタミンです。ビタミンA、B2、B5、C、D、E、Kが重要でないというのではありません。それらも大切ですが、以上の四つのビタミンBのように直接は脳機能に関係してはいません。

自然療法が自閉症に希望を与える

自閉症は脳の特性によって起こる発達障害です。その主な特徴は、社会性の発達の障害、コミュニケーション障害、想像力の障害とそれに基づく行動の障害です。自閉症児が増加しているという報告があります。

アメリカの疾病コントロールセンター（CDC）は、約一〇〇〇人の子どもの五・七人、すなわち一七五人に一人の子どもが現在そのような状態にいることを報告しています。

自閉症の効果的な治療法はいまだによく分かっていません。本当のことを言うと、自閉症に関するすべてが漠然としています。例えば、体に表面的な特徴が現れないので、医師はその子どもの社会的な相互作用、コミュニケーション性とともに、制限されたり反復される行動を含む、その他の症状に基づいて診断しなければなりません。

ただ、一つだけはっきりしていることがあります。数多くの栄養療法、サプリメント療法を含む自然療法が、この状態の回復に希望をもたせているということです。

読書障害、統合運動障害なども自閉症の症状の一つですが、自閉症と診断されるのに結びつく他の症状に、言語障害、姿勢や動作の異常、他の人の感情が想像できない、感覚と視力の分散、恐怖と不安、そして強迫観念、妄想などがあります。

アメリカでは、自閉症の発症は一九八七年から一九九九年の約一〇年間に、その数は三倍以上になっており、イギリスでも過去十年で三倍から一〇倍以上、増加しています。日本でも増加傾向にあるようです。

自閉症は、かつては基本的に〝誕生したときから〟発症するか、少なくとも生後六ヵ月以内に発見されていましたが、過去一〇年では〝遅く発症する〟自閉症が増え、イギリスとアメリカでは生後二年で診断されることが最も多くなっています。

発症については、今は一〇〇人の子どもに一人の割合よりも多くなっているようです。これには何か新しい要因があるように思います。

自閉症の治療

自閉症は女の子よりも男の子のほうが四倍も多くなっています。その両親と自閉症児の兄弟たちは、ミルクやグルテンアレルギーにかかることが多いようで、過敏性腸症候群などの消化障害をもっていて、コレステロール値も高く、夜盲症であり、光に敏感で、甲状腺の問題、そしてガンにかかりやすいということが指摘されています。

特に血糖のバランスを見る必要があり、脳を汚染している重金属をチェックし、食品添加物を避け、考えられる栄養の不足を正し、そして必須脂肪酸の摂取を確実にする必要があります。これらのアプローチが、実際に自閉症の子どもに大きな違いを作ることを示す証拠が増えています。

栄養素の不足

一九七〇年代以降、栄養が自閉症の子どもに大きな違いを生み出すという発表が相次いで行われています。

カリフォルニア州サンディアゴの、子どもの行動調査研究所のバーナード・ライムランド博士は、ビタミンB6、ビタミンC、マグネシウムのサプリメントがはっきりと自閉症の子どもの症状を改善したことを示しました。

一九七八年に行われた、博士の初期の研究の一つにおいて、一六人の自閉症の子どものうちの一二人が改善されたのです（ビタミンをプラセーボ（偽薬）に代えると、元に戻りました）。博士の先駆的な研究の一〇年後には、多くの研究者たちがこのアプローチによって良い結果を出したことを報告しています（Am J psychiatry, Vol135 (4), 1978, pp. 472-5）。

ビタミンB6とマグネシウム

現在、自閉症の症状の治療に一番にその名が挙がるのがビタミンB6ですが、その効果に関しては数十年も期待され続けています。

事実、一九六八年の初めの報告は、ビタミンB6の大量投与（一〇〇ミリグラムから六〇〇ミリグラム）によって、自閉症の子ども一六人中一二人の行動にはっきりした改善が見られたとしています。この小さな研究の成果は何か作り話のようにも思えますが、一九七〇年代の終わり頃に同じような研究を数多く始めさせたことは確かな事実です。

ビタミンB6の効果の背景にあるメカニズムは，神経伝達物質の形成の働きによるものだと考えられています。研究が暗示していることは、自閉症の症状が出ている人には、しばしばドーパミンやセロトニンなどの脳の神経伝達物質の代謝の混乱が起きているということです。

ビタミンＢ６の補充は神経伝達物質の代謝の正常化を助けますので、自閉症の症状を軽くするようです。最良の効果はビタミンＢ６の補充にマグネシウムを加えたときに現れます。その理由はＢ６の大量摂取がマグネシウムを不足させるからです。

最近の科学もこれらの事実を裏づけています。

一才から一〇才までの三三人の自閉症の子どもを対象にして、体重一キロ当たり、それぞれ〇・六ミリグラムのビタミンＢ６と六ミリグラムのマグネシウムを平均八ヵ月与えた結果、三二人の子どもに社会的な相互作用、二四人の子どもにコミュニケーションにおいて改善が見られました。全体的な改善の率は四九％から五三％でした。しかし治療を止めたら、症状は数週間で再発しました。

オメガ3脂肪酸

寒流の魚に含まれるオメガ3脂肪酸は、体、特に脳のすべての細胞の構造と活動に直接関係しています。自閉症の子どもの治療におけるオメガ3脂肪酸の働きについては、積極的に研究が行われていて、脂肪酸のバランスの乱れや不足が、自閉症の障害に関係しているという事実に光が当てられだしました。

二〇〇四年に発表された研究では、オメガ3脂肪酸が豊富な魚のオイルを一日に二ミリグラムから四ミリグラム摂取した自閉症の子どもの親は、健康全般、睡眠のパターン、認識と行動の技術、そして社交性に改善が見られ、苛々や行動過多も減少したと報告しています。

多くの自閉症の子どもや学習困難の子どもには、ピロール尿症として知られる状態があり、その状態では、遺伝的な理由から高いレベルのピロールと呼ばれる化合物が尿の中に分泌され、亜鉛とビタミンB6の不足を起こします。顔の腫れが発生し、始終風邪を引きます。中耳炎の病歴のある子どもはピロール尿症が疑われるべきで、それは簡単な尿検査によって判別できます。

サプリメント

ビタミンA、ビタミンB6、マグネシウム、亜鉛、ビタミンC、モリブデン、L-グルタミン、そして毎日プロバイオティック（腸内の有害細菌を除去する作用のあるヨーグルトなど）を取るようにしましょう。

自閉症の将来

自閉症の状態を治療したいと願っている親には、自然療法が希望が持てる方法です。栄養の補給、食生活の見直しなど、自然療法による症状の改善が数多く報告され、その後押しをする科学研究も増えてきています。

自閉症だけでなく、子どもたちから若い男女、そして中年の男女に鬱病をはじめとする心の病が増えてきています。このような現象は国の将来にも重大な影響を及ぼします。

将来への夢がなくなったのか、現実の生活に追われる毎日に心身ともに疲れ切っているのかもしれません。夢と希望と楽しみを持たせるような指導が必要とされます。

アレルギーとの関係

脂肪酸やビタミンAの不足が起きがちなことに加え、最もはっきりした自閉症の症状の原因要素は、良くない食べ物、そしてしばしば起こる悪い消化と吸収によって血液を通じて脳に達する化学物質にあるようです。

ある種の不快感を与える食べ物と物質は、多くの子どもたちに悪い影響を与えます。

〈子どもたちに悪影響を与える食べ物と物質〉

● 小麦と他のグルテンを含む穀物
● ミルクと他のカゼインを含む乳製品
● 柑橘類の果物

●人工食品着色料
●ある種の鎮痛、解熱剤
●サルチル酸塩
●ナス属の食べ物（ポテト、トマト、ナス）

〈グルテンを含む穀物〉

小麦、カラス麦、大麦とライ麦。これらの穀物はほとんどのパン、ビスケット、ケーキ、パスタ、ピザ、菓子パン、ベーグル、ソーセージ、インスタント食品、そして加工食品に含まれます。

〈カゼインを含む食品〉

カゼインは、牛乳、バター、チーズ、ヨーグルト、アイスクリーム、そしてミルクチョコレートなど、すべての乳製品に含まれています（山羊や羊のミルク、大豆のミルク、大豆のかわりに米で作られたものもよいでしょう。アイスクリーム、チーズなどもよいものです）。

Ⅳ　自分の脳は自分で守る

ＡＤＨＤ

あなたの子どもは食事中にじっとして座っていますか？　学校の教室ではどうでしょうか？

注意力が散漫ですぐに気分が変わり、教室でけんかをしたり授業を混乱させたりする子どもがいます。またデパートの玩具売場や本の売場で、自分が欲しい玩具や漫画やアニメの本などを買ってもらうために、床に寝ころんでわめき立てる子どもを見ることがあるでしょう。

これらの子どもは「注意欠陥・多動性障害」として知られています。英語表記の略語「ＡＤＨＤ」が使われることもあります。

これらの子どもたちは学校や家で常に不満を抱え、成績が悪く、トラブルに巻き込まれやすく、そしていろいろな問題を起こします。

ＡＤＨＤの治療を受けずに成長した子どもが少年非行の常習者になり、しばしば軌道から外れて麻薬やアルコールに走り、世間から相手にされなくなってしまう場合も多々あります。

ＡＤＨＤには親の無関心な子育てや、現在の学校教育が大きく影響していると非難されることがしばしばあります。しかし、他にも潜在的に原因となるような要素があります。例えば母親の妊娠中の喫煙、飲酒や薬の使用、出生のときの酸素不足、そして環境汚染も原因になります。

これらの子どもたちは、一つ、またはそれ以上の栄養上のバランスの乱れがありますので、一度それが分かって是正されればすぐに彼らのエネルギー、集中力、そして問題行動は改善されます。

しかし残念ながら親も学校の教師もこのことを知りません。子どもを怒るだけですから、その状態はますます悪くなる一方です。

栄養の改善が鍵

多くの研究で、子どもに栄養サプリメントを与えたとき、成績が改善し、問題行動が少なくなったことが報告されています。このような研究を基に検証すると、ＡＤＨＤは完全に栄養の不足病であることが分かります。ＡＤＨＤの子どもたちは不足している栄養に非常によく反応します。

分子矯正医学のパイオニアであるアブラハム・ホッファー博士の一つの研究では、大量のビタミンＣ（三グラム）とＢ３（ナイアシナマイド一・五グラムまたはそれ以上）が、三三人のＡＤＨＤの子どものうちの三二人の行動をはっきりと改善しました。

ある子どもたちは亜鉛やマグネシウムが不足していました。両方とも、ＡＤＨＤに関係する症状を生み出します。例えば、マグネシウムが不足している場合は、やたらに落ち着きがなく、不安症、安眠できない、協調の問題、そして正常なＩＱをもっているのに学習困難といった症状を引き起こします（A. Hoffer, Schizophrenia, Vpl 3,1971, pp. 107-13）。

ポーランドの研究者たちがＡＤＨＤの一一六人の子どもたちのマグネシウムの状態を検査したところ、マグネシウムが不足している子どもは、健康な子どもよりはるかに頻繁に不足が発生していたのです（ＡＤＨＤの子どもの九五％がマグネシウム不足でした）。また彼らはマグネシウムのレベルと症状のひどさとの関係にも気づきました。六ヵ月間、二〇〇ミリグラムのマグネシウムを補充したところ、彼らのマグネシウムの状態は改善され、彼らの注意欠陥・多動性障害もはっきりと減りましたが、マグネシウムを補充されていなかったグループは、さらに状態が悪くなっていました（Magnes Res, Vol 10 (2), 1997, pp. 149-56）。

サーレイ大学のネイル・ワード博士の研究では、子どもたちにこれらの重要な栄養が不足した一つの原因を発見しました。五三〇人のＡＤＨＤの子どもを対象に研究し、幼児期の早い時期にいくつかの抗生物質を取った子どもが、ＡＤＨＤではない子どもと比べ、ＡＤＨＤの子どもにかなり多かったことを発見しました。

さらに別の調査では、三歳児を対象にテストした結果、三つかそれ以上の抗生物質を取っていた子どもは亜鉛、カルシウム、クローム、セレニウムのレベルが低いことが明らかになりました。

サプリメントを取ることなく、栄養素の摂取を増やす食事への変更だけで、行動のはっきりした改善が見られた研究結果が報告されています。カルフォルニア州立大学の犯罪研究学部のステファン・シュエンテイラー博士は、栄養状態と問題行動の相互関係について広範な調査を行いました。彼のプラセーボコントロール研究はアラバマ、フロリダ、バージニアの数千人の若い長期刑受刑者を対象に一八ヵ月以上行われましたが、食事の改善が受刑者の問題行動を四〇％から六〇％改善したのです。

同じく行われたビタミンとミネラルの血液検査では、研究開始当初、約三分の一の受刑者が一つかそれ以上のビタミンとミネラルのレベルが低いことを示していましたが、研究の終わりまでには正常になり、七〇から九〇％問題行動が改善されました（S. J. Schoenthaler et al., J Nut Eve Med, Vpl 7,1997, pp. 343-352）。

必須脂肪酸とその他の栄養素の不足

この病気もまた必須脂肪酸の不足が関係しています。

多くのＡＤＨＤの子どもたちがオメガ3脂肪酸を豊富に含むものや、より多くのオイルを含む魚（鮭、鰯、新鮮な鮪、鯖）、種類《たね》では亜麻、麻、ひまわり、カボチャ、そしてそれらの低温圧縮されたオイルを食べていません。また亜鉛の不足もＡＤＨＤにかかっている子どもによく見られます。

必須脂肪酸をプロスタグランディンに変換するのを妨げるような食べ物を控え、変換を助ける酵素のために必要なビタミンＢ3（ナイアシン）、Ｂ6、Ｃ、ビオチン、亜鉛、そしてマグネシウムなどの栄養素を補充することが大切です。

食品添加物はアレルゲン？

今までのすべての調査の過程で、ＡＤＨＤとアレルギーの関係が最もよく認められています。

日本の食品加工業者は、現在、食べ物に途方もない数と量の人工添加物を使い、我々はそれを消費しています。しかしある子どもたちは、この化学物質の猛攻撃に耐えられません。

ワシントンＤＣのジョージタウン大学のジョセフ・ベランティ博士の研究では、ＡＤＨＤの子どもは、他の子どもに比べて七倍もの種類の食品アレルギーをもっていることを発見しています。

ベランティ博士の研究によると、年齢が七から一〇歳までの子どもを比較した場合、食品アレルギーに陽性を示す割合が八％以下である管理指導されている子どもに比べ、ＡＤＨＤの子どもは五六％と非常に高くなっています。

ＡＤＨＤの子どものサポートグループによる別の調査では、ＡＤＨＤの子どもの八九％が食べ物の着色料に反応し、七二％が調味料に、六〇％がＭＳＧ（モノソディアム・グルタミンソーダ）に、四五％がすべての合成添加物に、五〇％が牛乳に、六〇％がチョコレートに、そして四〇％がオレンジに反応することが発見されました。

黄色の食品着色料タルトラジン（Ｅ‐１０２）は、アレルギーに関係したＡＤＨＤに反応する多くの化学添加物の中で最もよく知られているものです。

タルトラジンを消費するすべての子どもに、感情と行動において変化が見られました。そして尿として排泄される亜鉛が増えることによって、血液中の亜鉛のレベルが減ることも発見されました。

研究では一〇人中四人の子どもがひどい反応を示し、三人が食べて四五分以内に湿疹やぜんそくを発症しました。

行動の変化を引き出すことが多々ある物に、小麦、乳製品、とうもろこし、イースト、大豆、柑橘類、チョコレート、ピーナッツ、卵があります。

アレルギーに強く結びつく症状に、鼻の問題と過剰な粘液、耳の感染、顔の腫れ、目の回りの脱色、扁桃腺炎、消化の問題、口臭、湿疹、ぜんそく、頭痛、夜尿症があります。

ＡＤＨＤの子どもの九〇％までが、人工着色料、調味料、そして保存料、加工食品を身近から排除することで問題を解消しています。

砂糖と精神病の問題

一九七三年に、私が初めてアメリカに行った頃には、新聞に砂糖の宣伝がよく出ていました。宣伝文句は『砂糖は消化によく、鎮静効果がある』でしたが、その後すぐに宣伝は一切なくなりました。

日本のスーパーマーケットで販売されている精白砂糖の袋に「自然の大地の恵み」と書かれているものがあります。これはおそらく合成の砂糖と差別化するためのものと思われますが、誰も栄養を取る目的で精製砂糖を買ってはいないと思います。

サトウキビにはいろいろな栄養が非常に多く含まれていますが、白い砂糖にする精製の過程ですべての栄養は取り除かれてしまいます。ですから白砂糖として売られている食用の砂糖は、栄養学では〝空のカロリー〟とか〝栄養泥棒〟とか呼ばれ、悪い食べ物の代表にランクされています。それは、砂糖自身には栄養素が何も含まれていないため、体内にある栄養素を使って代謝するしかないからです。

砂糖はもう一つ大きな問題をその働きに抱えています。それは血液中の血糖のバランスを乱すという問題です。

糖尿病の人は水準よりも血糖値が高く、低血糖症の人は血糖値が低くなっています。低血糖の人は手や足が冷たく、低体温で低血圧の人が多くいます。

砂糖に代表される、精製炭水化物の多い食品は、誰にとってもよくありません。多くの親は、甘い物を食べることによって、彼らの子どもがADHDとなったり攻撃性が強くなることを知らないようです。

対照的にいくつかの最近の研究では、砂糖そのものはADHDのために非難されるべきでなく、ある人にとっては鎮静効果さえあることをサジェストしています。しかも食事の研究はADHDの子どもは、常に他の子どもよりより多くの砂糖を欲しがることを明らかにしています。

砂糖への脳の反応はアレルギーによるものではなく、低血糖のレベルによって引き起こされる欲望です。

別の研究は、問題は砂糖そのものではなく、体内に入るバランスのとれない食事と、異常なグルコースの代謝であることを示しています。

二六五人のＡＤＨＤの子どもたちを対象にした研究では、四分の三以上が異常なグルコースの変換を示したことが発見されました。脳と体の主な燃料であるグルコースの血液中のレベルが大きく増減して動揺しているときには、一日中、精製炭水化物、刺激物、甘いもの、チョコレート、発泡性のドリンク、ジュースが、繊維が少ないかまったくないグルコースのゆっくりした吸収のローラーコースターに乗っているように、行動やそのレベル、注意力、集中力、焦点もまた大きく揺れるといったことが、ＡＤＨＤの子どもに見られるのは、何も驚くべきことではなくごく普通のことです。

砂糖を消費したあとに時々見られる鎮静効果は、低血糖の状態から血糖の正常化が始まることでよくなるということです。低血糖の状態のときには、行動をコントロールしている脳と認識機能に燃料が不足しています。

そこでアドバイスします。食事からすべての精製砂糖と、それが含まれる食べ物を取り除き、その代わりに丸ごとの食べ物と複合炭水化物（玄米や他の丸ごとの穀物、カラス麦、平豆、ビーンズ、キノア、そして野菜類）を取るべきです。

炭水化物は常にたんぱく質とバランスをとるべきで、それによってグルコースの変換を改善します。二つの簡単な例ですが、ナッツと果物、または魚と米を食べることです。一日に二〇〇ミリグラムのクロームのサプリメントを取ることも血糖値の安定を助けます。

両極がある子どもたち

子どもたちが、以前は躁鬱病と呼ばれた躁と鬱の〝両極障害〟をもっている場合があります。彼らは躁病の活動亢進症の状態で泣き叫んだりすることから、黙ってしまう鬱の状態まで感情が動揺します。

両極障害は幼児期に発症しますが、これらの子どもたちの多くはＡＤＨＤをもっていると、間違った分類をされています。ハーバード大学医学部のジャネット・ワンズニアック博士とジョセフ・ビーダーマン博士は、躁病の子どもの九四％は、ＡＤＨＤの診断基準に合致していたと発表しました。

〈両極障害をもつ子どもたちの特徴〉

● 両極障害の子どもは基本的にはムード障害をもっていて、極端に高い躁病、かんしゃく、怒りの状態から、極端に低いところにいきます。そのサイクルが年間に四つの人もいれば、サイクルが一週間の人もいます。ただそれだけ短いサイクルの人は成人にはほとんど見られません。

● 両極障害の子どもたちは異なる種類の怒りの爆発をもっています。ほとんどの子どもたちは二、三〇分で静かになりますが、両極障害の子どもはそれが四時間ぐらいだったりします。しかもしばしば破壊的、残酷でさえあり、また攻撃性ももっています。彼らはまた怒りが爆発している間は、目茶苦茶な考え方、言葉、そして体の姿勢と行動をします。

●両極障害の子どもたちは鬱との戦いももっていますが、それはＡＤＨＤの子どもたちのパターンとは違います。

●両極障害の子どもたちは優れた才能を見せますが、人生の早い段階で、言葉によったり、行動による非行がしばしばより意識的なものになります。一方、典型的なＡＤＨＤの子どもは非行が彼らの不注意から起きます。両極障害の子どもは例えば運動場では弱い者いじめをする場合があります。

アルツハイマー病

アルツハイマー病（アルツハイマー型認知症）は、認知症の一種で、認知機能の低下や人格変化が主な症状です。一説によると、二〇三〇年までに、六五歳以上の人の二〇％はアルツハイマー病になるだろうと予想されています。日本全体が抱える、患者とその家族のストレスの大きさは計り知れないものになるでしょう。

アルツハイマー病の最初の兆候は鬱、苛々、混乱状態、そして忘れっぽさです。

アルツハイマー病は、ある場合にはよい栄養と薬によってその進行を抑えることができます。アルツハイマー病の原因は複雑でいろいろな関係要素があります。しかも長年の悪い栄養状態が、ちょうど心臓病のように、少しずつ進行した退化病ですので、その回復にはその人の食事の基本的な変更と時間が必要とされます。

この病気は知力の衰えが特徴です。記憶と抽象的な考えの進行が悪くなります。アルツハイマー病は治療せずにそのままにしておくと進行する病気です。脳の重要な部分の退化が、二〇年から四〇年かけて進行していく病気です。

アルツハイマー病が進行するにつれてひどい記憶喪失が襲い、特に短期間の記憶を失います。過去の出来事は思い出しますが、今、観たばかりのテレビのドラマは思い出せません。この段階では、普通惑いが始まります。失語症が起き、そして情緒の揺れが予想なしに突然、発生します。

末期的な症状としてはひどい混乱、方向感覚を失い、そして錯乱や妄想も起きるかもしれません。ある人は狂暴になったり、怒りやすくなり、また一方では従順になったりもします。この後の段階ではアルツハイマー病の人は目的なしに放浪し、失禁するようになり、個人的な衛生も疎かになります。

アルツハイマー病の人の行動は、脳の変化から起きるものですので、その行動を抑えようとする意思はないようです。アルツハイマー病は、かつては心理的な現象と考えられていましたが、現在は脳の一連の特別な生理的変化によって特徴づけられる退化病と考えられています。

脳の記憶センターである海馬の回りを囲んでいる神経繊維が絡み合うようになると、情報が正しく脳に伝わらなくなり、脳から発信もできなくなります。

新しい記憶は形成されず、前に形成された記憶も取り戻せません。

脳に蓄積されたプラーク（小片）も同じです。これらのプラークは主にベータアミロイドと呼ばれるたんぱく質を含む物質によって作られています。

科学者たちは、プラークが蓄積されると神経細胞に害を与えると信じています。多くの人が自分たちの健忘症がアルツハイマー病の前兆では、と心配しています。

我々のほとんどは、鍵をどこに置いたかとか、毎日一つや二つ忘れることがありますが、これはアルツハイマー病の兆しではありません。

健忘症と認知症の違いの良い例は次のようなものです。

あなたが自分の眼鏡をどこに置いたか思い出せないのは健忘症です。もしあなたが眼鏡をかけていながら探しているなら、それは認知症のサインです。

アルツハイマー病にかかる人の多くはこの病気の家族歴があり、そのことは遺伝が関係しているかもしれないということを暗示しています。

第一親等（両親、兄弟など）にアルツハイマー病の人が過去にいたり、現在いたりすれば、遅くとも九〇歳までに約五〇％がかかります。一卵生双生児もその率は五〇％になります。統合失調症や躁鬱病などの他の脳の病気とともに、遺伝的なパターンは複雑です。

もう一つ考えられる脳細胞の死の犯人は免疫システムです。免疫システムの機能不全による多くの病気が体自身を攻撃させています。補体たんぱく質と呼ばれる強力な免疫システムのたんぱく質は、アルツハイマー病で死んだ人の脳の中のプラックと繊維のもつれの回りで発見されています。

しかし脳細胞への免疫システムの攻撃は、アルツハイマー病の原因であるよりも、むしろ結果か、少なくとも要素の一部かもしれません。研究されつつある他の考えられる要素は頭の怪我、非常に高い血圧です。

〈アルツハイマー病の考えられる原因〉

- ●遺伝的な素因
- ●貧弱な栄養
- ●消化と解毒の問題

●血液の循環の問題
●脳の毒素の蓄積
●酸化による害
●ストレスと過剰なコルチゾール

予防と治療

アルツハイマー病の原因のうち、「遺伝的な素因」を除けば予防できるものです。ビタミンEは、その抗酸化作用の能力によって、酸化による害を防ぎ、血液の循環の正常化に役立つだけでなく、また病気の進行を遅くさせます。

役に立つ抗酸化物質に含まれるのは、ビタミンC、ベータカロチン、システイン、リポ酸、グルタチオン、アントシアニジン、そしてコエンザイムQ10などです。

心臓血管に障害のある人や動脈に問題のある人は、脳への栄養の供給が悪くなることから、アルツハイマー病にかかりやすいので十分な注意が必要です。

認知症

年齢が関係する認知症は、かつては老化による避けられないものと考えられていましたが、我々は現在、これは若い人にも発症する、脳細胞の死がもたらす肉体的な病気であることを知っています。

ある面から見た脳の機能は、年とともに知的レベルにおいて不具合の起きるポイントに下がっていきます。忘れる、不安、鬱、動揺、新しい情報を吸収する難しさ、正常な感情の反応の衰え、そして数年前に起きた物事を思い出す能力が衰えるなどが典型的な症状です。

老年性認知症は年とった人に起きる年齢が関係する病気ですが、年とった人だけが多くかかるとは限りません。

認知症は主に記憶の喪失として特徴づけられています。正確な原因についてはよく分かっていませんが、血液の循環不良、酸素を利用する機能の低下による抗酸化物質の不足などが脳の働きに影響するいくつかの病気によって引き起こされると考えられています。

それはまた栄養の不足（特にビタミンB類のB1、B3、B6、B12）、アルコール中毒、アルツハイマー病、じん臓や肝臓の不全、甲状腺機能低下症、重複する卒中、アテローム性動脈硬化症、多発性硬化症、エイズや糖尿病など、かなり多くの疾病による結果として引き起こされます。

さらに脳の化学物質のアセチルコリンの減少と、アルミニウムのような毒性元素の蓄積なども原因として考えられます。特に毒性元素については、その毒性レベルを調べるために毛髪検査をすることをお勧めします。もし毒性金属が蓄積しているなら、キーレーション療法と呼ばれる特別な治療法によってそれらの微量元素を取り除くことができます。コリン、パントテン酸、ピログルタミン酸ヒドラーゼ、ジメチルアミノエタノールなどの〝知能〟のための栄養素が、あなたの記憶機能を改善するかもしれません。

このことは、認知症が長年の悪い栄養状態によって脳が退化した状態であることを証明しているのかもしれません。認知症は回復しない病気と考えられていますが、しばしば改善は見られています。

一般的に落ちていく健康状態が問題に影響しているので、正しい食事と栄養のサプリメントが役立ちます。水分をいっぱい取り、特に脳の栄養に必要な寒流の魚などを食べるようにし、揚げ物、フライ、刺激物、そしてアルコールは避けることです。


〈脳の働きに役立つサプリメント〉

● マルチビタミン
● マルチミネラル（少なくとも亜鉛が一〇ミリグラム含まれるもの）

●知能のための栄養素（コリン、パントテン酸、ピログルタミン酸ヒドラーゼ、ジメチルアミノエタノールを含むもの）
●ビタミンC（一日二回一グラムずつ。認識能力の改善に繋がります）
●イチョウの葉（ハーブ。一日二回から三回、一〇〇から二〇〇ミリグラム）

統合失調症（精神分裂症）

毎日のニュースに、自殺、他殺、事故、汚職など、以前には考えられなかったような事例が増えてきています。人々のメンタル面の異常が増大し、人々の心を蝕んでいるようです。精神病の一つの大きな形である統合失調症は、重大な心理的問題で、多くのいろいろな特徴があります。

統合失調症は基本的には次の四つに分類されます。

一．緊張型は異常にこわばった姿勢で、動きがないか、または熱狂したような動きが特徴です。

二．破壊型はかつて思春期型と呼ばれていたものですが、正常な範囲の感情に欠けるとともに、とりとめもない考えを表す話し方が特徴です。
三．妄想型は錯乱と妄想の症状が特徴です。
四．未分化型は異なる症状が混ざったものに関係しています。

統合失調症の原因ははっきりしていませんが、遺伝的な関係もあるようです。この病気の発症は日常生活の出来事に関係するストレスが主な原因と言われますが、隠れた原因はいまだによく分かってはいません。しかし心理的な問題を起こすような食事と、栄養の不足とが挙げられています。

医学的には問題があるという人もいますが、一般の人は鬱病が進んだものと考えればよいでしょう。統合失調症の治療にも栄養学が役立つようですが、薬と栄養療法との併用が勧められています。

情緒不安定の患者はときには正常に見えることがありますが、統合失調症の場合には正常な行動をとることはほとんどありません。

統合失調症の症状としては、精神的緊張、鬱状態、性格異常、疲労、知能の退化、そして錯乱などが挙げられます。

統合失調症の診断は非常に難しいことで、治療には試行錯誤が繰り返されていますが、最も強い症状を対象に行われます。薬品による効果がない場合には、電気ショック療法が行われます。

薬品であるリチウム（金属元素の一つ）が統合失調症の治療によく使われますが、患者によっては効果が見られます。

比較的軽い統合失調症の場合には、妄想的、または精神分裂様人格、そして最も重いものは慢性の悪化性統合失調症です。統合失調症とペラグラ（ナイアシンの不足）の関係を指摘する精神病医もいます。

小児脂肪便症も統合失調症に似た症状を示します。グルテン（小麦のたんぱく質）に対する不耐性も極度の鬱状態の原因になります。

また脳の組織に銅の量が多い場合にも関係が見られます。食品アレルギーも原因の一つです。

この病気の発症にはしばしばストレスの多い生活が関連していると言われますが、隠れた原因や、統合失調症自体の原因は分かっていません。

しかし多くの理論があります。

ある研究者は、統合失調症は遺伝だと信じ、体内の化学物質の遺伝性の欠陥により、神経伝達物質と呼ばれる、脳にメッセージを運ぶ化学物質が異常を起こしていることを原因として挙げます。

他の研究者は、統合失調症は出産時の頭の怪我、ウイルスに対する反応、有害な環境中の毒素などの外部要素が脳にまで達した結果、引き起こされる合併症だと言います。事実、統合失調症には子どものときの頭の怪我や出産時の合併症によるものがあります。広範囲な薬剤もまた統合失調症タイプの症状を起こします。

また他の理論には、栄養的な要素に焦点を当てたものもあります。それは、統合失調症の発症には体内組織に銅が多過ぎることが関係すると指摘します。体内の銅のレベルが高過ぎると、逆にビタミンCや亜鉛のレベルは低下します。亜鉛の不足は、普通は高レベルの亜鉛を含んでいる脳の松果体に異常を引き起こし、それが統合失調症や他の精神病にかかりやすくしていると言われます。

男の赤ちゃんの場合、特に妊娠中に亜鉛不足になりやすいことが実証されています。統合失調症の発症は、亜鉛の摂取が少ない傾向にある寒い時期にピークになる傾向があります。マグネシウムの不足もまた原因になります。ある研究は、活動的な統合失調症の人の血液中のマグネシウムのレベルは正常よりも低く、小康状態にある患者よりもその度合いが高くなっていることを示しています。

必須脂肪酸による問題

脳の構成物質としての脂肪については既に述べましたが、今、統合失調症の研究で最も熱い注目を浴びているものの一つが脳脂肪です。

脳は特別な脂肪によって形成されています。我々は常に膜を作り、それを分解し、再び新しい膜を作ります。脳の膜の分解や不用になった必須脂肪酸のはぎ取りはホスホリパーゼA2（ALA2）と呼ばれる酵素によって行われます。統合失調症では、このホスホリパーゼA2が過剰な活動を行ないますので、脳の脂肪がすぐに減ってしまいます。

このことが統合失調症の初期の発見に繋がります。統合失調症患者の脳の前皮層の脂肪酸のレベルは非常に少ないのです。

世界保険機構（WHO）は、アジア、アフリカ、ヨーロッパ、アメリカの八つの国で統合失調症の発症と結果の調査を行いました。彼らが発見したのは、発症についてはほとんどの国で驚くほど似ていましたが、結果は非常に違っていたことでした。

ある国では統合失調症は比較的軽く、自分で抑えることができる病気で、一方、他国では大変ひどく一生続くものでした。

これを説明できる要素は数多くあると考えられますが、最も強い関連性は食事中の脂肪の内容です。

必須脂肪酸を魚や野菜から摂取することが多い国は、肉食の国と比べ、ひどい結果ははるかに少なくなっていました。

アバディン大学のメンタルヘルス部門のイアン・グレン博士は、統合失調症の人の八〇％

は必須脂肪酸（EFA）が不足していることを発見しました。彼は五〇人の患者に必須脂肪酸のサプリメントを与え、それによる劇的な反応を報告しました。大きなプラセーボコントロール交差研究において、一〇ヵ月間、統合失調症患者へサプリメントを与えた結果を検証したところ、亜鉛、B3、B5、そしてビタミンCとオメガ6脂肪酸を含むサプリメントもまた、統合失調症の症状にすばらしい改善を生み出すということが分かりました。

オメガ6脂肪酸（月見草オイルやボレージオイルなど）とオメガ3脂肪酸の両方の量を増やすとともに〝コファクター〟の栄養素（亜鉛、ビタミンB6、B3、ビタミンC）などはそれらを重要な脳の脂肪に変換するのを助けています。

多過ぎる酸化物、十分でない抗酸化物質

必須脂肪酸には一つの弱点があります。これらの脂肪は脳で破壊されやすく、食事においては酸化物によって破壊されやすいのです。事実、統合失調症の人の前頭皮層にはより多くの酸化物があることが実証されています。

ですから、必須脂肪酸の摂取を増やすとともに、酸化物を少なくし（揚げたり焼いたりした食べ物は控える）、ビタミンA、CやEなどの抗酸化栄養素を多く取ることが理想です。

ビタミンCもまた抗ストレスビタミンであり、血中に過剰に放出されたアドレナリンに対抗します。アドレナリンは統合失調症と診断された人に多く発見されています。

ビタミンCの不足は精神病と認められている人たちに共通していますが、それは彼らが栄養に対する認識が低く、悪いものを多く食べるからです。

研究の結果は、ビタミンCは統合失調症の症状を低減し、健康の人の一〇倍摂取してもまだ不足していることを示しています。

ナイアシン、葉酸、ビタミンB12を混ぜたものがベスト

ナイアシン、葉酸、そしてビタミンB12からは最も良い結果が得られます。ナイアシンだけで補充するのではなく、ナイアシン、葉酸、B12を混ぜたものが効果を発揮します。

葉酸とビタミンB12の両方はしばしば統合失調症と診断された人に不足しています。そして両方とも症状を減らすのに役立つことが証明されています。しかし大量摂取が必要とされます。

ロンドンのキング・ホスピタルの精神病部門の研究は、葉酸の大量摂取が統合失調症患者に非常に効果があったことを示しています。彼らは一日に一五ミリグラムを使いましたが、これはRDA（勧告摂取量）の七五倍です。葉酸はこのレベルでも毒性はないと言われています。

ビタミンB12は、葉酸がメチル化に関係しているように、統合失調症患者の役に立つことが示されています。特に大量の場合ですがB12は吸収が難しいビタミンです。ある医師は週

に一回か二回一ミリグラムのビタミンB12を注射することで良い結果が出たと報告しています。

歴史的、文化的背景も、穀物に含まれるグルテンが統合失調症発症にいくつかの病理学上の影響を与えていることを実証しています。

南太平洋の国々では国内に穀物が入ってくるまでは、統合失調症は非常に珍しい病気でした。しかし、穀物が普通に手に入るようになった現在、統合失調症が増えてきているようです。

〈統合失調症の症状〉

- 鬱病
- 不安症
- 恐れ、恐怖、偏執
- 無感覚と考え方の障害
- 幻覚と妄想
- 聴力と視力の幻覚
- 反社会的な行動

〈統合失調症の原因と考えられるもの〉

- ●必須脂肪酸のアンバランス
- ●多過ぎる酸化物と十分でない抗酸化物質
- ●ナイアシン、Ｂ12、そして葉酸の不足
- ●ピロール尿症と亜鉛の必要性
- ●小麦とその他のアレルギー

統合失調症は最初はよく躁鬱病となって現れます。この躁と鬱の診断はしばしば病気の過程を通じて交換したり変化したりします。ある精神病医は、躁と鬱、二つの診断は同じ病気の異なるものだと考えています。両方の状態（よいときと悪いときの両方）の兆候を示す患者は、影響が分割されたと言われます（二つの病気が交差している）。

純然たる両極のムード障害が現れている人は、亜鉛とビタミンＢ６が不足しているか、血糖バランスの乱れか、脳のアレルギーか、どれか三つのコンビネーションでいるかの可能性が高くなっています。しかし、ムードの揺れと感覚に問題があったり、混乱した考え方のパターンの人は、しばしば統合失調症に見られるバランスの乱れに近い化学的な障害ももっているかもしれません。

躁鬱病

この病気は非常に情緒が安定しない精神病です。躁鬱病の典型的な人は、非現実的な情熱があったかと思えば、上機嫌から極度の悲しみとひどい鬱状態になったりします。鬱状態になると、自尊心がなくなり、希望がないような感じになります。何もする気が起こらず、ベッドから起きる気力もなくなります。ある人は数週間寝たままになったりします。社会生活から逃れ、他の人との接触も避け、仕事もできない状態です。

感情の揺れがあるということは普通ではありません。感情の揺れはとてつもなく大きな要素によって生まれますが、コーヒーの飲み過ぎ、過剰なストレス、ホルモンバランスの乱れ、食品アレルギー、そして栄養の不足などが影響しています。

感情の揺れを経験するほとんどの人は、無気力、食欲不振、体重の減少、疲労感、睡眠パターンの目まぐるしい変化、趣味やセックスへの興味の減退、人を避ける、苛々、集中できない、そして罪悪感、自殺願望などの症状を伴う鬱病になります。

勿論、感情の揺れにも程度がいろいろあります。約一〇〇人に一人が一方でははっきりした鬱で、もう一方では躁病や軽い躁病の間を揺れています。

躁鬱病の状態になると、エネルギーが全くなくなったような状態になり、二四時間、またはそれ以上、休むことも寝ることもしなくなります。

症状のはっきりした人は、躁鬱病、または精神病医が最近好んで使う両極性の障害と呼ばれます。躁鬱病の最もひどい形は衰弱の危険を伴ったりしますので、それがしばしば失業に結びつきます。

躁鬱病のほとんどの人は、彼らの時間の多くが正常なムードか、軽い鬱のどちらかの時間になっています。ある人はいつも中程度のレベルを維持しています。

これが彼らのムードの評価を非常に難しくしています。この状態の人は、しばしば自分のムードに気づいていません。彼らの最も親しい友達は、彼のムードの揺れに慣れていて、彼が正常だと決めてかかっています。

さらに悪いことに、それは同時に上下の両方に変化する可能性をもっています。対抗心をもつ低ムードと、恐ろしい感情には睡眠が必要ですが、スイッチを止められないでいるということもよくあるシナリオです。

躁鬱病の状態は突然、前触れなしに起こります。理由もなくすぐに悪くなるように見えます。患者によってはこのようなことがしばしば起こりますが、何年か経ってから起きる人もいます。何れにしても、このような状態にならないときには全く正常のように見えます。

躁鬱病の人は就寝パターンが始終変わり、社会から逃れ、非常に悲観的で、情熱を持って始めたこともやり遂げることができず、慢性的な神経過敏症で、急に怒り出したり、抑制がきかなくなります。

この病気の原因についてはいくつかの理論がありますが、非常に強いストレスが引き金になっているようです。ある研究者は、子ども時代に親と別れたり、外傷を受けたりした昔の経験が、その原因の大きな要素であると信じています。

また情緒不安定のときには、細胞内のナトリウムの濃度が高くなり、回復すると元に戻るということも言われています。この病気の人は脳のモノアミン（酵素）が不足しています。

精神病医は躁鬱病の人に、たとえもし彼らが自暴自棄になる恐れがあるとしても、抗鬱剤を処方することを非常にためらいます。幸運なことに、ほとんどの栄養療法はそうした潜在的な罠に落ちることはありません。

治療法には

破壊的なムードを少なくするのに役立つ安全な方法があります。

第一に、ムードを安定させる栄養を取ることです。これがどちらの方向への揺れも少なくします。

二番目は、不安を減らしリラックスさせるのに役立つ栄養とハーブを取ることです。多くのムードの揺れはストレスの蓄積と同時に起きます。

最後に健康的な睡眠のパターンを生み出す栄養素があります。不眠症はストレスが主な原因で、事態をさらに悪化させます。

ムード、食べ物、そしてアレルギー

ムードの揺れの多くは血糖値や食べ物アレルギーによっても引き起こされます。脳はほとんどすべてのエネルギーをグルコースに頼っていますので、グルコースのレベルの安定を維持しなくてはいけません。それには改善されたメンタルヘルスが重要です。

血糖値が上がるとハイになり、一方、低血糖は鬱と関係があります。血糖のバランスは過剰な砂糖、ストレス、そして刺激物や喫煙によって崩されます。

喫煙は躁鬱病には非常に害があります。ダブリンのセント・ジェームス病院のアイダン・コルビン博士とその同僚によって行われた一つの研究では、八二人の躁鬱病患者が対象になりました。彼らのうち五三人が喫煙者で、その七〇％が精神病の症状をもっていることが発見され、たばこを吸わない三二％と比較されています。

栄養学の先駆者のカール・フェイファー博士は、毎日や週ごとのムードの揺れは、ストレスやアレルギー反応を起こさせる成分を含む食事の定期的な消費によって引き起こされると報告しています。博士は、月曜日になると決まって憂鬱がやってくる患者を発見しました。その患者の家では毎週日曜日に必ずチキンを食べていました。日曜日に彼がチキンを避けると、彼の月曜日は再び生産的になりました。

急であっても、大きくても、不定期なムードの揺れは、多分アレルギーによって引き起こされているのでしょう。例えば、グルテンを食べ続けると栄養の吸収不良を起こし、それが危険なまでに続くと大きなムードの揺れが起きます。

アレルギーはまた季節の変化によっても引き起こされます。花粉症などの吸入アレルギーは春に多く、これは木や草の花粉によるもので、秋には雑草の花粉によります。

リチウム、それは必須ですか？

精神医学における最も有効な薬の一つがリチウムで、普通は一日に三〇〇から一二〇〇ミリグラムの範囲で処方されます。はっきりした副作用や、単に薬に耐性がなくてかかっている人や、他にも彼らの生活の劇的な改善によるものがあります。

現在、リチウムはより多く、統合失調症と診断された人や、鬱病患者に処方されています。他の精神病の薬と比べると、これは〝不思議な薬〟です。実はリチウムは薬ではなく必須微量ミネラルです。

栄養に精通している精神科医は、リチウムをいろいろな方法で使う傾向があります。一日三〇〇ミリグラム以上の摂取量が非常に効果的で、しばしば他の薬の量を少なくさせます。

アブラム・ホッファー博士は、一日三〇〇ミリグラムを処方して、患者のエネルギーのレベルを改善し、鬱を取り除き、そしてムードを安定させるというよい結果を得ています。

五ミリグラムまでの低量のリチウムは、鬱病であるなしにかかわらず、すべての人の役に立ちます。このミネラルは海草、ダルス、そして魚類に含まれ、低量のリチウムが含まれるサプリメントも販売されています（残念ですが日本ではまだ販売されていないので、個人輸入で手に入れてください）。

役に立つハーブ

同じ時間帯に複数の薬を服用すると、薬の効果が他の薬との相互作用によって変化することがあります。有益な場合もありますが、無益で有害な場合も多く、注意が必要です。それと同じことが、ハーブの相互作用にも見られます。ただ、未だ完全には認められていません。

セントジョンズワートはすばらしい抗鬱の効果をもっていますが、躁鬱病の人には躁を引き出す場合があります。

カワはもし正しい指導にしたがって使えば非常に役立つハーブの一つです。カワは筋肉と感情の両方をリラックスさせます。また集中力を増し、そして安眠を促進します。しかし専門家の指導がなければ使うべきではないでしょう。

セントジョンズワートとカワ、これら二つは互いに有効性を高め合います。ですから中毒性のある薬から引き離すために使われるべきです。

毎日の記録を取る

躁の段階にある人は睡眠が少なくなる傾向があり、これが心と体に大きなストレスになり、そのことが、急激にマグネシウム、亜鉛、そしてビタミンＣなどの栄養素を不足させることになります。

逆に、鬱の段階にある人は睡眠を多く取り過ぎる傾向がありますが、多分これは副腎の消耗と栄養素の不足によるものでしょう。

毎日のムード、睡眠、そして薬に関する記録を取ることを勧めます。記録を取ることのメリットは多々ありますが、先ずは早期にムードの揺れを知る手立てになります。また記録は治療の仕方を変更するときや、それを医学の専門家に相談するときの助けになります。

さらに食事日記をつけて日々の食べ物を監視することを勧めます。これはアレルギーの調査を助けます。

記憶力の衰え

ある年齢になると、アルツハイマー病でも、認知症でもないのに、記憶力の低下を感じるようになります。何か新しい病気かもしれないと思いがちですが、それは単に年齢による記憶と気力の衰えです。

体力にも同じことが言えます。六〇歳を過ぎると、自分では若いものに負けないと思っていても、現実にはあなたが認める、認めないにかかわらず体力は衰え始めています。望ましいことではありませんが、この現象は人生の終わり頃には当然起きることで、避けられないことです。

繰り返しますが、記憶力と体力の衰えは年をとった人にはよく起きることです。大切なのは、ほとんどの場合、アルツハイマー病とは無関係だということを知ることです。

そのような状態が起きるのをできるだけ防ぐには、まず良い栄養の摂取から始めることです。

しかし良い栄養をすべてバランスよく食べ物から取ろうと考えることは間違いです。消化して栄養を吸収する能力は年齢とともに次第に落ちていくからです。さらに年齢とともに胃酸の質と量が減ってきます。したがって栄養素の吸収も思うようにはいきません。

記憶の衰えの一つの原因は、重要な栄養素の脳への供給が十分でなくなることです（特にビタミンB類とアミノ酸）。体の命は血液です。実際に、我々は体のすべての細胞に栄養を与えなければなりません。

脳は、脳と血液の障壁と言われる包みによって覆われて保護されていて、血液中のある物質だけがこの障壁を通過することが許されます。しかしもし血液がコレステロールや中性脂肪によって濃くなっていると、栄養が豊富な血液の脳と血液の障壁を通過する量が減ります。そして時間の経過によって次第に脳が栄養不足になります。

さらに、脳の働きは神経伝達物質と呼ばれる物質に依存しています。この神経伝達物質は脳の化学物質で、神経システムの働きを通して脳の電気のスイッチのような役をするのですが、結果的には体のすべての働きに関係します。

もし脳に十分な量の神経伝達物質の供給がなかったり、それらを作るための十分な栄養がなければ、それは生化学的な電力不足や回路のショートを起こしたりします。

また次に大事な要素である運動量も減るので、食欲も少なくなります。その結果栄養素の摂取も減り、たんぱく質やビタミンやミネラルを使う能力も減ります。そして血液を運搬する循環も悪くなり、脳への栄養の供給も次第に減っていきます。そして脳が必要とする次の主な栄養が極端に減っていきます。

脳が必要とする主な栄養素

- ビタミンB類
- 抗酸化物質
- いくつかの必須ミネラル

● 必須脂肪酸

● 燐脂質（細胞膜の重要な材料）

老人用のマルチビタミンや複合ビタミンBで、できるだけビタミンB類を補充することです。

あなたのムードと記憶力を強くするには抗酸化物質が欠かせません。ビタミンA、C、そしてEと、ミネラルのセレニウムと亜鉛、そしてコエンザイムQ10も忘れずに摂取して貴重な脳細胞を酸化の害から守りましょう。

ほとんどのマルチビタミンがこれらの抗酸化物質を少量ずつ含んでいますが、年齢とともに増やすのがよいでしょう。ノーベル賞を二回受賞したライナス・ポーリング博士は、ビタミンCを毎日一〇グラムとっていました。

記憶についての一つの理論は、記憶は必須脂肪酸と燐脂質から作られるリポタンパク質に記号化されるというもので、もう一つの理論は、記憶は新しい細胞を作る仕事をするメッセンジャー分子のRNAを通じて記号化されるというものです。もしこれらの理論が正しければ、亜鉛はRNAを作るために欠かせませんので、亜鉛が記憶には重要な役をすることになります。魚はオメガ3脂肪酸のよい供給源であるだけでなく、RNAと亜鉛の両方を多く含んでいます。

記憶のために重要なアセチルコリン

アセチルコリンは心と記憶の神経伝達物質であって、あなたが新しい情報を学ぶのを助けています。これはコリンによって最も利用されやすい形に作られますが、ホスファチジルコリンがそのあとに続きます。

これらの燐脂質は脳で膜を作る助けをするので、神経細胞の数の減少と働きを守ります。

使わないものはだめになる

正しい栄養と正しい態度は、年齢が関係する記憶喪失をあなたに発生させません。研究では、健康で、よい教育を受けた人は、年をとっても、死ぬまで知力の働きが落ちないことを示しています。そして六五才を過ぎても脳の縮小率は上がりません。これが〝使うか、無くすか〞の状態です。

毎日脳を働かせましょう。よく指先を使って仕事をする人はボケないと言われますが、何でも使わなければだめになるのはダルマさんの話でお分かりでしょう。ぼんやりしていないで、何にでも好奇心をもち、できるだけ動いてあなたの脳を働かせましょう。筋肉と同じようにあなたの能力も、気力も、体力も使わなければだめになります。

V　栄養療法の将来

自然療法

薬を使う化学療法、放射線による治療、そして手術による治療法が現代の医科大学で教えている病気の治療法です。

一方自然療法は医科大学で教えない治療法と定義づけられています。これは古代から人類が受け継いできた薬草を使った治療法をはじめとする、苦痛や副作用を伴わない治療法です。そしてそれらを西洋医学と区別するために、「代替療法」という言葉を使っています。

現代医学は「これらの医療法は科学的根拠がない」と言い続けてきました。しかし最近ではビタミン療法や食事療法などの多くの代替療法が広範囲に研究され、その効果が科学的に明らかにされているものが増えてきています。

現在、世界の治療法は、自然療法によるものが七〇%を占めていると言われます。体内の化学的な状況は西洋医学の検査に任せ、治療は苦痛も副作用も伴わない自然療法を使うという傾向が顕著になってきているのです。『医原病』と呼ばれる副作用を含む西洋医学による二次的な病気の発生がある限り、この傾向はますます強くなるでしょう。

アメリカでは、一九九四年に『栄養補助食品・健康・教育法案94』が制定され、栄養補助食品（サプリメント）は薬品でもなく、食品でもない、独立した分類になり、その安全性と効果性は政府の管理するところとなりました。

政府は代替療法を専門に扱う独立した部門を作り、世界中の自然療法の情報を集めるとともに、国内のいくつかの大学の研究機関にも研究調査を委託しています。

当時アメリカに住んでいた私は、この法案が議会を通過して大統領がサインしたその日に、コピーを手に入れ、翻訳した後、日本の新聞社に送りました。本として出版もされ、日本の業界に大きな影響を与えました。

この法律によって、政府の管理の下、サプリメントなどの宣伝方法や、製品についている成分あるいは栄養表示などについて、一切の虚偽や誤解を招くような表現が禁止され、その効果は政府が保証するところとなりました。

この法律はアメリカ国民が待ち望んでいたもので、それ以来、消費者は安心して製品を購入することができるようになりました。一方、製造業者は良い製品を作るために調査研究を怠らず、今なお急速に進歩し続けています。

我々の大学（AHCN〈American Holistic College of Nutrition〉）でも栄養学を学ぶ人が急増し、卒業生の多くは、この法律にある健康教育のためにも働いています。

日本でもアメリカのこの法律と同じようなものを作ろうという機運があり、私もいろいろと相談を受けたのですが、まず消費者が無関心であることと、業者も自分たちの利益ばかりを先に考え、消費者教育を行わず、なおかつ主導権争いばかりしているので、厚生労働省がいろいろアドバイスしているにもかかわらず、いまだにまとまっていません。

これが結果的に消費者のサプリメントばなれを引き起こし、なおかつ製品の進歩発展を阻んでいるのです。アメリカにおいてこの法案が成立した過程を知らず、また本当の使い方を学ぶことなく、「サプリメントはいらない」と言って憚《はばか》らない栄養の専門家がいまだにいるのが残念です。

なぜサプリメントなのか

二〇〇九年一〇月放送のＮＨＫ『クローズアップ現代』という番組で、国立健康・栄養研究所情報センターの人が、〝やたらにサプリメントを取るのは危険だ〟と言っていました。

そして特に薬との併用については、〝バランスのとれた食事をしていれば、サプリメントなどは要らない〟と結論していました。

毎年薬による死者がかなりの数出ています。ですから薬剤師という国の資格制度の合格者のみが薬の調剤や販売に責任を持っているのです。

一方、サプリメントのほとんどは、自然の材料から作られているので、本来危険な化学物質は含まれていません。ですから副作用もほとんどありません。勿論、死者が出たなどということは今までに聞いたことがありません。サプリメント大国であるアメリカにおいてさえ、死亡例は年間に二人か三人です。それも大量のサプリメントを覚醒剤代わりに使用した若者です（現在はその成分は販売禁止になっています）。

既に述べたように、アメリカでは法整備が進んでおりサプリメントの安全性と効果性は政府が責任をもっていますし、消費者に対する教育も国が行っています。

残念ですが日本ではそのような法律ができていません。ですから私も絶対に安全だとは言い切れませんが、よいメーカーのものなら安全だと申し上げます。

繰り返します。なぜ今サプリメントが必要なのか。それは現在我々が口にする多くの食品には、かつてのように栄養が十分入っていないものが多いからです。自分では栄養を取っているつもりでも、実際には必要十分な栄養が含まれていない場合が多くあります。さらに言えばそれぞれの食品からどれだけの量の栄養素が取れるのかも分かりません。

サプリメントの場合には栄養素の種類や含有量が必ず明記されていますので、どれだけ摂取できたか分かります。そして何よりも安価ですので食品で取るよりも経済的です。ですからアメリカ人は毎日のマルチビタミン・ミネラル摂取を〝健康への保険〟だと考えているのです。

アメリカでは全米の医師会が五年前ぐらいから〝毎日の健康のためにマルチビタミン・ミネラルを取るように〟と勧めています。

残念ですが、栄養は食事から十分取れると信じている人がいる限り、日本の栄養学は世界の栄養学についていけません。

世界と時代がどんどん変わっていることを忘れないでください。栄養は単独で働くものではありません。体内にいろいろな栄養素が残っていて初めて相乗効果が生まれるのです。しかし例えば水溶性のビタミンなどは貯めておくことができず、使われないものは排泄されます。ですから毎日少しずつでもいろいろな栄養素の含まれているマルチビタミン・ミネラルを摂取してください。

統合相補医療

アメリカでの「栄養補助食品・健康・教育法案94」の成立とともに、日本でも従来からの西洋医学専門の医者の方々の中に、西洋医学に自然療法を取り入れようと考える人が現れ、それぞれ統合相補医療のグループをたち上げ始めました。

アメリカの場合と違って、ほとんどが鍼灸を取り入れた和洋折衷医療です。アメリカの場合には食事療法と栄養療法が主になっています。この場合にはサプリメントとハーブを使用するのが主になっています。勿論、カイロプラクティック、整体、ホメオパシーなども併用されます。

アメリカの場合には医師の多くが自ら栄養学を学んだり、または栄養学に精通したニュートリショニストを採用して一緒に働き治療に当たっています。

日本でも治療の専門家であり、その最前線にいる医師がサプリメントの効果を評価して認める時代になってきて、統合相補医療・補完代替医療に取り組み始めていますが、今一つ普及しきれないのは、一つには健康保険診療の対象外になる治療法を取り入れた場合に混合診療とされて保険が適用されないという規則があるからです（ただし、混合診療を禁止する法律はなく、その根拠が昨今議論されています）。

一方アメリカでは自然療法の多くに保険を適用できる保険会社がかなりあります。さらに〝健康への選択の自由〟が強調されることもあって、医師は消費者の希望に沿った診療を行うことができます。

各種の検査は西洋医学で行い、治療には自然療法を使う人が多くなり、現在では約七〇％の患者がこの過程で自然療法を選んでいます。

医療現場だけではありません。一般にサプリメント普及の妨げになっている原因には次のようなことも挙げられます。

第一に、サプリメントの研究者や製造業者が、新規の素材を採用して、独自のすぐれた製品を作ろうとしても、健康への効能・効果の表示（ヘルスクレーム）に多くの制限があることから、成分や素材に関する情報などが表示し難いこと。

第二に、消費者のサプリメントに関する意識が低いこと。

正しい摂取の仕方、何をどれだけ取るべきかを知らないと、必然的に効果が少ない、あるいは即効性のないサプリメントは〝無駄だ〟と結論されがちです。簡単で重要な原則である「栄養素は単独では働かない」という事実を無視して、あれもこれもと試しても効果があるはずがありません。どのようなサプリメントを取る場合でも、最低でもいろいろな栄養素が少しずつでも含まれているマルチビタミン・ミネラルを取っているべきなのです。

一九九四年に制定された「健康補助食品・健康・教育法案94」に「教育」という文字が入

っていることに注目してください。これは国民の健康に関する教育に力を入れるという意味なのです。ですから政府が主導して、いろいろなサプリメントや自然・代替療法に関する情報を公表しています。

精神病とともにガンの発生率が高いことも世界から注目されています。世界的にはガンによる死亡率は減っていますが、日本は逆に増えているのです。

先日ある週刊誌に「ガンを防ぐ食事療法」という記事が出ていましたが読まれた方もいると思います。それは公立病院で長年働いた外科医が、「手術、放射線、化学療法という現代医学のガンの治療法に限界を感じ」、現代医学では異端とされる「食事療法」に目を向けたというものでした。その中で、外科医は「進行ガンを中心に一六五名に食事療法を実施した結果、六一・五％の患者がガンが消えたり、改善が見られた」と言っていました。

実は私どもの大学の卒業生にも、一二年ほど前に全く同じ理由で公立病院の外科部長を辞められて、栄養学を勉強し博士号まで取得し、独立して代替療法専門で診療に当たられている医師がいます。

現在は、特に内科、小児科などの開業医の方が多く私どもの大学に入学されて勉強されています。また有能な薬剤師の方も学んでいます。

彼らは皆、学校で栄養について教えられていなかったのです。

精神病だけでなく、ガンやその他の慢性の難しい病気などの治療にも、食事療法や栄養療法が普及してきています。いずれにしても、病気のほとんどは食べるものにその原因がありますので、食べ物の矯正が基本になっています。そして常に免疫力を強くすることが考えられています。

遺伝が運命ではないことを忘れないでください。正しい指導と健康へのプログラムによって、あなたは心臓病からガン、そして鬱病までのいくつかの病気の予防や発症を遅らせることができます。

日本人の寿命が長くなったのは、戦争がなくなり、自然災害への備え、特に人命への影響を少なくした結果です。豊富な食べ物、便利な生活があなたの寿命を延ばしているのではありません。

今一度健康への原点、すなわち〝体に入れる食べ物が、あなたの考え、行動などすべてを創り出している〟のだということを思い出してください。

自然の心をゆがめるような一見文化的な生活を脱し、化学物質のない、自然のままの食べ物、自然な生活、そして健康法を取り戻しましょう。

体に十分気をつけてください。それは価値あることです。

あとがき

一九八〇年以来、幸運なことにアメリカでサプリメントのメーカーの仕事に関与し、各国でその効能効果を説いて回りました。

そのとき、日本の人ほど自分の健康に無関心な国民はいないと痛感しました。戦争もなく、特に食べるのに困るわけでもない。医療制度も発達している。そうした状況下では健康について学ぶ必要がなかったのかもしれません。

しかし時が経つにつれて日本で私が十数回行ったアメリカの最新栄養学に関するセミナーの聴衆の中に、アメリカの栄養学を学びたいと真剣に頼みに来る人が増えてきました。そこで一六年前から通信制の塾のような形で、私が卒業したアメリカの大学のカリキュラムを使って、六人を対象に教え始めました。今では、私が代表を務めるAHCN大学の日本教育センター「ホリスティック・ヘルス・アカデミー」（神奈川県横浜市中区）には日本中から入学者があり、その数は一一〇〇人を超えました。そして、既に六〇〇名を超える方が卒業を果たしています。

栄養学は医学と同じようにどんどん進歩しています。したがって毎年本校から新しいテキストと試験問題集が送られてきます。それを日本の方が勉強できるように翻訳しますので忙しい毎日を送っていますが、大勢の日本の学生たちに喜ばれているのが私にとっての生きがいになっています。

今年（二〇一〇年一月）、今までの一六年の実績と経験を活かし、新しくニュートリショニスト（ホリスティック臨床栄養士）養成のための通信制のコースを新設しました。

従来のコースも、過去一六年半に入学して学んだ人からの、内容に関する苦情は一切なく、本当にすばらしかったという声が寄せられていますが、学位取得のための勉強には、英語の教科書と試験問題集を購入しなければならなかったために、卒業までの費用が一〇〇万円から二五〇万円ぐらい掛かり、真剣に新しいアメリカの栄養学を学びたいと思っていながら、費用の面で諦めざるを得ない方がおられました。私は、それが残念でなりませんでした。一人でも多くの方に学んでほしい。それが長年の懸案だったのです。

今回開設したこのコースは、大学のカリキュラムと同様、日本では学べない栄養学を勉強していただけます。すべての科目に合格点を取れば、「ニュートリショニスト」として、日本ニュートリショニスト協会から認定書が交付されます。

今や鬱病患者、自殺者、殺人事件、そして介護殺人は増加する一方です。にもかかわらずそれに対する対策、病気の予防法、そして具体的な治療法は何も発表されていません。この本では、そうした現状に鑑み、諸外国の例をもとに、その病気の予防や具体的な治療法について紹介いたしました。

根本的かつ具体的な対策がない現在、特に栄養学を学んでいる人は今すぐ現実に目を向け、広く知識を学び、そしてその知識を活かして、できるだけ早く大勢の人の役に立てるようにすべきです。

自分たちの学ぶべき分野ではないと傍観している人が多いようですが、アメリカやイギリスにおいては、栄養学者が真剣に鬱病などの精神病や認知症の食事と栄養による回復法に取り組んでいます。

子どもたちの自閉症、青少年や成人の過労とストレスによる鬱病、年齢が関係する記憶力の減退、統合失調症、アルツハイマー病や痴呆症などは、知識があれば防ぐことができたり、少なくともその進行を遅らせることができるのです。

特に脳がどのような栄養素を必要としているか、常にそれらを十分供給することがどれほど重要であるかを広く一般に知らしめなくてはなりません。

あなた自身は勿論ですが、ご両親、そしてあなたの人生の先輩の方々の脳の健康と幸せな一生を願って学んでください。

未曾有の経済不況の中、今後ますます自殺者が増加する可能性があります。私はこのような状況を見過ごすことができません。できるだけ早く皆さんに私の識りうる限りの情報をお知らせしなくてはならないと思い、急遽、纏めましたので、理解しにくい点もあるかもしれませんが、ご容赦ください。

ウイルスにも病原菌にも感染していないのに、毎日一〇〇人以上の方が悩み苦しみながら自らその命を絶っているという現実を忘れないでください。

この本が少しでも大勢の方のお役に立つことを願っています。

二〇一〇年一月

米国栄養学博士／米国公認栄養コンサルタント　川喜田昭雄

〈参考文献〉

Vernon H. Mark and Jeffrey P. Mark, *Brain Power*, Mariner Books, 1991.

Judy Lindberg McFarland and Laura McFarland Luczak, *Aging Without Growing Old*, Western Front Ltd, 2000.

Mitchell Kurk and Morton Walker, *Prescription for Long Life*, Avery, 1997.

Patrick Holford, *Optimum Nutrition for the Mind*, Basic Health Publications, 2004.

Michael Hutchison, *Megabrain*, Ballantine Books, 1996.

Elson M. Haas and Buck Levin, *Staying Healthy with Nutrition*, Celestial Arts, 2006.

Phyllis A. Balch, *Prescription for Nutritional Healing*, Avery Trade, 2006.

Frederic Luskin and Ken Pelletier, *Stress Free for Good*, HarperOne, 2005.

A. Schauss, *Nutrition and Behavior*, Keats Publishing, 1980.

F. M. Corrigan and A. Van Rhijn, D. F. Horrobin, *Essential Fatty Acids in Alzheimer's Disease*, Ann NY Acad Sci, Vol 640, 1991.

T. Crook et al, *Effects of phosphatidil serine in age-associated memory impairment, Neurology*, Vol 41(5), 1991

Hans Holzer and Amy C. Tecklenburg, *Are You Psychic?*, Avery Trade, 1997.

Pavel Yutsis and Lynda Toth, *Why Can't I Remember?*, Avery, 1998.

S. Johnson, *Micronutrient accumulation and depletion in schizophrenia, epilepsy, autism and Parkinson's disease?*, Med Hypotheses, Vol 56(5), 2002.

J. Douglas Bremner, *Does Stress Damage the Brain?*, W. W. Norton & Co., Vol273(5276), 2005.

http://f56.aaa.livedoor.jp/~mzks/mental.html（精神病の種類）など

川喜田昭雄（かわきた　あきお）

1931年、横浜に生まれる。

在米生活23年。アメリカのサプリメントメーカーに長年勤務の後、アメリカン・ホリスティック・カレッジ・オブ・ニュートリション（AHCN大学）にて、栄養学を専攻。

1993年、博士課程を卒業し、栄養学博士号を取得。

2000年、米国栄養コンサルタント協会会員。

2003年、米国公認栄養コンサルタント（CNC）試験に合格（日本人で最初の公認栄養コンサルタント）

1994年以来、AHCN大学の日本教育センター「ホリスティック・ヘルス・アカデミー」の代表として、日本の学生に通信制により栄養学を教える。
http://www.holistic-health-academy.jp/

新聞の連載
「健康産業新聞」に、1990年より８年間連載

出版図書
『米国栄養補助食品健康・教育法　解説マニュアル』（ヘルスビジネスマガジン社）
『健康食品製造・販売のための関連法規ガイドブック』（健康産業新聞社）
『栄養補助食品の正しい摂り方・選び方』（健康産業新聞社）
『最新栄養補助食品ガイドブック』（健康産業新聞社）
『キラー・フード　あなたの寿命は「酵素」で決まる』（エドワード ハウエル著、川喜田昭雄、瀬野川知子共訳、現代書林、1999年）

鬱病《うつびょう》のための食事《しょくじ》と栄養療法《えいようりょうほう》

二〇一〇年二月二二日　第一刷発行

定価はカバーに表示してあります

著　者　川喜田昭雄《かわきたあきお》

発行者　平谷茂政

発行所　東洋出版株式会社
東京都文京区関口 1-44-4，112-0014
電話（営業部）03-5261-1004　（編集部）03-5261-1063
振替　00110-2-175030
http://www.toyo-shuppan.com/

印　刷　モリモト印刷株式会社

製　本　根本製本株式会社

　ISBN 978-4-8096-7615-4